迷宮から出発《たびだち》へ

回復への交換メール

目次

迷宮から出発《たびだち》へ　3
脳にもバグが発生する（巻末資料）　318

装幀　宮川　隆
装画　河邊　香

迷宮から出発《たびだち》へ

（ピーター　うさき）

ピーター　96年春と夏に「大発作」を起こす。完全に外出不可能となり、FMHへ入会。現在、複数のウェブサイトを運営しつつ社会復帰の準備中。本名、保阪徹。

うさき　95年頃、突然パニック発作に見舞われ、「人込み」「電車」「外食」「電話」が怖くなり部屋にこもる。現在も通院、服薬中。小劇場中心に、女優活動を継続。

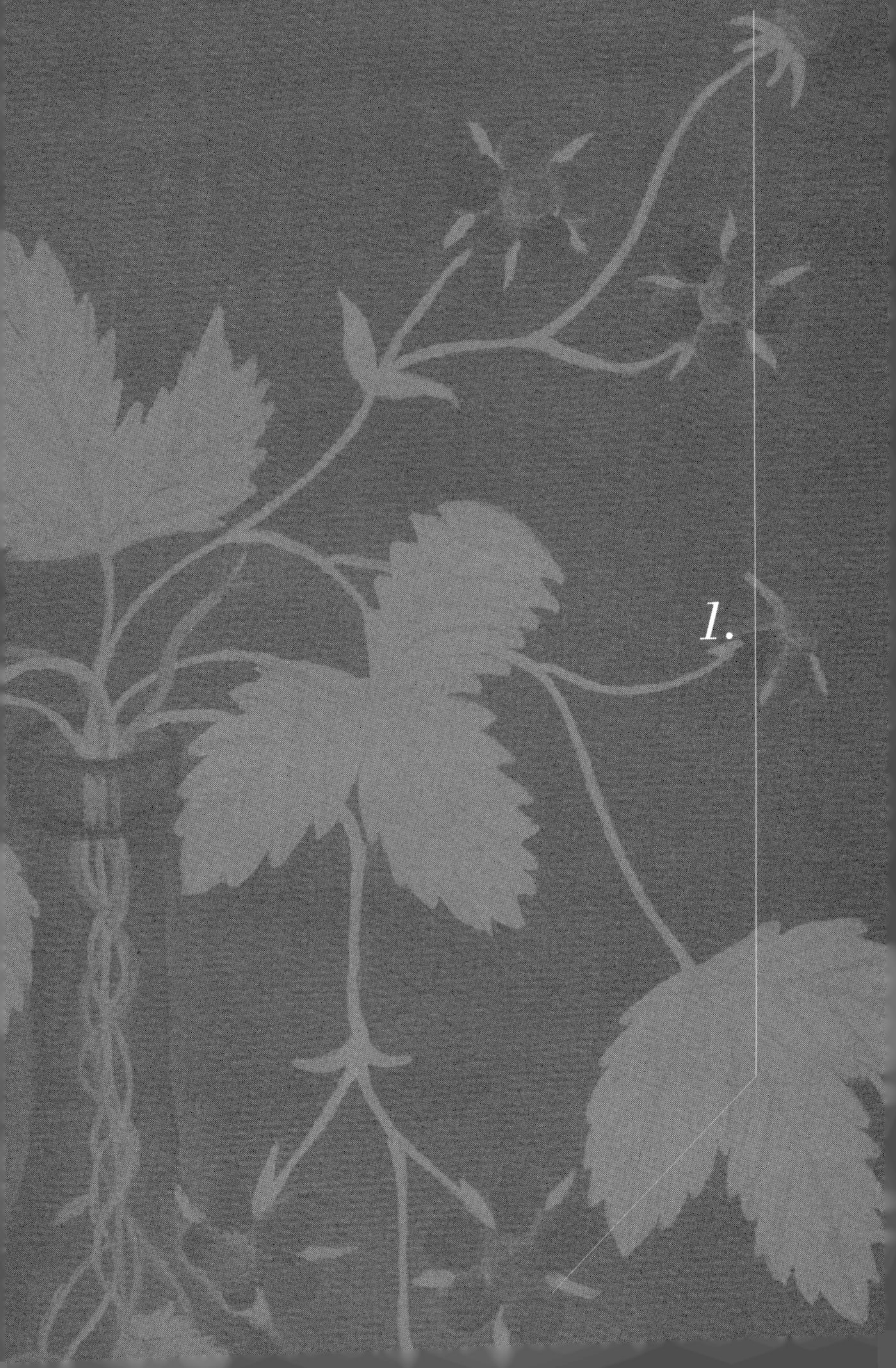

1.

FMH（Forum Mental Health）

パソコン通信ニフティ・サーブ内の「精神保健フォーラム」

主な会議室（当時）

4番＝フリートーク「精神科デイ&ナイトケア」

5番＝独り言「のんびりいこうよ」

7番＝療養のヒント「ピア・カウンセリング」

10番＝医療・福祉相談「治療・制度などの情報」

11番＝情報源「書籍・報道、他ネット、など」

ピーター（97年7月17日　FMH5番への書き込み）
「認知療法」

…………………………………………………………………

（独り言1「なんで気がつかなかったんだ！」）

自分以外のほとんどの人間がたいていの場合、信じられないほど軽々しく「良い」「悪い」、「好き」「嫌い」という言葉を使っている、という事が分からなかった。

他人に対して何の責任も持たずに簡単に、自分がちょっと気に入っただけの事を「お勧め」と言えるなんて、ありえないと思っていた。

「そんなものを良いと言うなんて、頭がおかしいんじゃないか？」

「この良さが分からないなら、もう音楽なんてやめたほうがいい」

そんな言葉が頻繁に飛び交う中に20年もいたものだから、そのへんの感覚が、世間と思い切りズレてしまっている事にまったく気付かなかった（仲間内の、そのまたごく一部でしか通用しない言い方だという、あまりにも当たり前すぎる事実が、分からなかった）。

こっちが命をかけてもいいくらいに思って勧めているものに、相手が関心をしめさないからといって、相手に対して不信感を持ったり、自分の「鑑定能力」に疑いを持ったりした事が、とんでもなく愚かで無意味だった事に、20年近くも気付かなかった。

これこそ、まさに「認知の歪み」そのものではないか！

あまりに馬鹿らしくて、呆然としてしまった。

なんでこんな簡単な事に今まで気が付かなかったのか。

力が抜けた……。


（独り言2「マイナス感情を持つ事自体は」）

マイナスではない。むしろマイナス感情を自分の中で殺そうとする事こそがマイナスだ。感情は死なない。それはやがて息を吹き返して、自分に100倍返しの復讐をしに来る。

「いつも前向きでなければならない」はすでに間違っている。「～ねばならない～」が過去にどんなに自分を苦しめた事か……。

晴れの日も雨の日もあるのが自然だ。大切なのは、晴れを雨と勘違いしない事、雨が永遠に降り続くと思い込まない事。晴れの日に傘をさす必要はないし、雨の日に走れば転ぶ。

――以上、内的要因に関して。

「地震が来る、来るに違いない」と思っていらぬ心配をし、そのくせ地震が来た時の準備をしないでいる、というのが一番ひどいマイナス思考である。

「地震は来ない。何も障害はない」と唱えたところで、来るときは来る。唱えるだけでは何も解決などしない。これは単なる馬鹿。別名能天気。

「地震が来る事だってあるだろう、なら準備をしておこう」と考えるのが、冷静なプラス思考であろう。そして準備が済んだら、来るまでは別の事に時間を費やすべきだ。

——以上、外的要因に関して。

と、偉そうに述べたところで、実践できていなければ意味がない(^^;。かといって、実践できない事自体を悩んでいても何も変わらないどころか、余分な重荷をしょいこんでいるだけ。

従って、無理せず、ぼちぼち、前向きに実践しましょう(^^;。

と、やっと頭では分かった今日このごろ(笑)。

(原文一部改稿)

うさき(97年7月17日　初メール)
「突然ですが、嬉しくて」

ピーターさん、突然のメール失礼いたします。不安神経症のうさきといいます。

「独り言」のピーターさんの書き込みに、思わずレスをつけたくなってしまいました。ご迷惑でしたら、お許しください。
>「いつも前向きでなければならない」はすでに間違っている。
>「~ねばならない~」が過去にどんなに自分を苦しめた事か……。
よく、わかります。私はつい先日、「完治してやる!」と言ったら、「それが完璧主義なんだ」と友人に言われ、はっとしました。

＞実践できない事自体を悩んでいても何も
＞変わらないどころか、余分な重荷をしょいこんでいるだけ。

＞従って、無理せず、ぼちぼち、前向きに実践しましょう(^^;。

＞と、やっと頭では分かった今日このごろ（笑）。

私も今、本当にそんな感じなんです。例に挙げてらした、雨の話や、地震への備えの話、わかりやすかった。こういう、冷静かつ前向きな言葉に出会うと、嬉しくて。

＞これこそ、まさに「認知の歪み」そのものではないか！

＞あまりに馬鹿らしくて、呆然としてしまった。

＞なんでこんな簡単な事に今まで気が付かなかったのか。

＞力が抜けた……。

その前の、音楽の世界でのお話、ピーターさんは音楽をやっておられるのですか？　私は芝居（演劇）です。ですから、なんとなくお話の内容に共感するものを感じました。

それから、「認知の歪み」という言葉、「認知療法」をやっておられるのですね。私も今、本を読んでいるところです。『うつを生かす』（星和書店）は読み終えましたが、『いやな気分よ、さようなら』（版元同じ）に悪戦苦闘しています。本の内容は比較的わかりやすいものと思いますがもともと読書が苦手な上、抗不安剤のため、眠くなってしまい、少しずつしか進まないのです。でも、これは、と思うところは書き出したりしています。

読み終えたらまた、ピーターさんにうかがいたいこととか、訊いてもいいでしょうか？　いえ、迷惑ならそう言っていただければ、いっこうに構いません。おひとりで、じっくり取り組まれたいということもあるでしょうから。
ともあれ、5番会議室で、ピーターさんの「独り言」におおいに勇気づけていただきました。どうも、ありがとう！
ぼちぼち、いきましょうね。

ピーター（97年7月18日）
「RE：突然ですが、嬉しくて」

うさきさん、メールありがとうございました(^^)。
うさきさんの「自己紹介」書き込みを読んだ時から、「あ、境遇が似てるかも」と思っていた僕です(^^;。考え方も近いところがあるかな？　と……。ですからメールを頂けて、こちらも嬉しかったです(^^)。ありがとうございます。
＞私はつい先日、「完治してやる！」と言ったら、
＞「それが完璧主義なんだ」と友人に言われ、
7番に書かれていらっしゃいましたね(^^)。ファイリングしてあります。
＞こういう、冷静かつ前向きな言葉に出会うと、嬉しくて。

ＦＭＨに限らないでしょうが、病気になる前は、いつもバリバリに頑張っていた状態が自然だった方は、どうしても「まだまだいけるはずだ」と自分にムチを入れてしまう方が多いですね。僕はそれほど頑張り屋だったわけではないんですが、５年ほど無理を続けまして、燃え尽きてしまった(^^;。

で、本人はそれが「前向き」な行動だったと思っていたんですが、知らず知らずに悲壮感漂うような「頑張り」になっていたようで。本当の前向きというのはどういう事かというのが、自分の中でひっかかっていまして、ＦＭＨに来てからもずっと考えていました。無理しても続かないので、ではどうしたら良いんだろうと。今の所の結論としては、あんな感じです(^^;。

＞ですから、なんとなくお話の内容に共感するものを感じました。

そうですか(^^)。僕も、うさきさんの書き込みに共感する所、多いです(^^)。僕も３４歳ですし、パニック発作持ちだし、舞台系（なんだそれ(^^;）だし。

＞それから、「認知の歪み」という言葉、

＞「認知療法」をやっておられるのですね。

いえ(^^;;、これはまだ本を買ったばかりです（汗）。『いやな気分よ、さようなら』を先日手に入れて、最初の数ページを読んだだけです。認知の歪みの実例が挙げられていたので、それでちょっと分かったつもりになってます(^^;;。

＞でも、これは、と思うところは書き出したりしています。

あ、書き出すというのはいい手ですね！　僕は赤線ひきながら読んでいますが、書き出したほうが、より理解が深まりそうですね。いいことを教わりました。
>読み終えたらまた、ピーターさんにうかがいたいこととか、
>訊いてもいいでしょうか?
ええと(^^;、こっちこそまだ読み始めたばかりなので、こっちが質問する側になってしまうかもしれませんが(^^;;;。先日『不安恐怖症 パニック障害の克服』を読み終えたばかりでして、認知療法に取り組むのはこれからなんです。FMHでも過去にたくさん認知療法とか、認知の歪みに関しては話題に挙がっていたので、知識としては知ってますが、実践は……(汗)。でも、何かお互いにメリットがあるかと思いますので、よろしければ、またお気軽にメールして下さいませ(^^)。

>ともあれ、5番会議室で、ピーターさんの「独り言」に
>おおいに勇気づけていただきました。どうも、ありがとう!
こちらこそ、メールまで頂けて、嬉しかったです。あのいくつかの書き込みは、ちょっと本音で書いたので、どうしても表現に攻撃的なものが出てしまい、不快に感じられる方もいらっしゃるのではないかと思っていたくらいでしたので、勇気づけられたという方がいらっしゃった事は、驚きとともに喜びでした(^^)。ありがとうございました。
>ぼちぼち、いきましょうね。
はい(^^)。お互い、ぼちぼち、あの厚い(笑)『いやな気分よ、さようなら』を読み進めましょう。また、舞台に立てる日々を思い描きつつ(^^)。

うさき（97年7月20日）
「私もまだ半分しか読んでません」

ピーターさん、こん@@は。さっそくのお返事、ありがとう。うさきです。
>うさきさんの「自己紹介」書き込みを読んだ時から、
>「あ、境遇が似てるかも」と思っていた僕です(^^;。
あ、自己紹介から読んでいただいてる。なんか、嬉しいやら恥ずかしいやら。私、時々自分の以前の発言をわざと読むんです。なにか進歩してないかなあと思って。自己紹介の直後の7番発言なんかひどく感情的で、やんなってます（イマサラ……）。
ええ、境遇は似てるかも。私、必ず、芝居モンか音楽モンがいると思ってたんです。少数でしょうが。だって、こんなことやってる人たちって、敏感な連中（＋小心者）ですものね。でもまさか、ピーターさんと歳まで同じとは、驚き。
>考え方も近いところがあるかな？　と……。
そう言ってもらうと、照れます。ピーターさんて頭のいい人だなと思ってますので。「知識が豊富」の「頭がいい」というより、「いろんなことを考えられる、感じられる」人、それはやはり「創造の世界」の人だからですね。私は知識もないくせに理屈屋さんです。私がピーターさんと近

いと思うのは、特に「気を遣うところ」、「長文」(笑)、ちょっと遠慮勝ちに必ず「気を悪くされた方がいらしたらごめんなさい」とか書いてしまうの。言いたい事はちゃんと言ってるくせに。当たってません？

>>私はつい先日、「完治してやる！」と言ったら、「それが完璧主義なんだ」と>7番に書かれていらっしゃいましたね(^^)。ファイリングしてあります。

ありがとう、嬉しいです。私の言葉ではなくカレの言ったことですが、私もこの言葉にはガツンときました。

>どうしても「まだまだ行けるはずだ」と>自分にムチを入れてしまう方が多いですね。

そう、いい意味でも悪い意味でも、まじめな人が多いですね。

>5年ほど、無理を続けまして、燃え尽きてしまった(^^;。

燃え尽きた灰ですか？ 違いますよ、きっと、炭。また根気よくつければ火がつきます。

>で、本人はそれが「前向き」な行動だったと思っていたんですが、>知らず知らずに悲壮感漂うような「頑張り」になっていたようで。>無理しても続かないので、ではどうしたら良いんだろうと。

ほぼ、100%同感です。頑張ってる内容が大事なのに、いつのまにか頑張ってること自体に懸命になっていた、私はそんな感じかな。

そう、無理しても続きませんね、この病気になって痛感しました。好きなこと（私の場合は芝居）やってるはずなのに、「やらねばならない」になっていた。で、5月に公演があったんですが、歳や体力をちゃんと考えて、その上で頑張りました。ただのくそガンバリはやめようと。
＞うさきさんの書き込みに共感する所、多いです(笑)。
またまた励みになります。いつもつたない文章なのに、ありがとう。
＞僕は赤線ひきながら読んでいますが、
それも有効ですよね。あと私は「フセン」（事務仕事でファイルの途中ページに貼って上や横をちょこっと出しておくやつ。しおりのようなものです）を貼っています。
＞『不安恐怖症　パニック障害の克服』
この本、初耳です。出版元とか教えてください。
＞ちょっと本音で書いたので、どうしても表現に攻撃的なものが出てしまい、
私も、あわやバトルが始まるのでは、というような発言してます。うつ病の人なんかに比べるとどうしても、冷静な文章になってしまって叱っているみたいになっちゃうんです。だって、私、死にたくないもん。
＞勇気づけられたという方がいらっしゃった事は、驚きとともに
＞喜びでした(笑)。ありがとうございました。
こちらこそ、ほんとうに……。FMHで、初めはさんざん愚痴を言わせてもらいましたが、互いに、回復に向かっていけるようなやり取りをしたいと、日を追うごとに思いまして、そういう発言ややり取りを読むと本当に嬉しいんです。焦りは禁物ですし、それに、てつのしんさんみた

いにゆり戻しもあるかもしれませんが、やはりカレに言われた言葉、「先の心配をする必要はない」を心がけています。

あと、先日神経科の主治医が、「パニック症状を恐れるな。なったらなった時のことだ、と思えるようになったらしめたもの」と言ってました。勇気出ました。

∨ぼちぼち、あの厚い（笑）『いやな気分よ、さようなら』を読み進めましょう。

そうですね、私もやっと、半分に手が届きそうなところです。お互いに読み終えたら、まず、どこが一番参考になるか、言い合いませんか？

∨また、舞台に立てる日々を思い描きつつ(^^)。

ええ。ゆとりを持って、かつ、精一杯の自分を板（舞台）の上に乗せられるように。

またまた、長文（笑）失礼しました。ピーターさんは体力的には大丈夫ですか？　体力は本当に大切です。くれぐれも夏バテなんてなさらないように。

また……。うさき

ピーター（97年7月21日）
「歪んだ考えの日常記録を始めました(^^;」
うさきさん、こん★★は(^^)/。

え〜と、僕は今5章までとりあえず一度読み終えて、タイトルにも書いたように「歪んだ考えの日常記録」を始めました。僕の場合それに、虚無主義の克服法の所に載っている方法を混ぜて、一冊のノートでやるつもりです。今日はあまり落ち込んだりする事はなかったのですが、日常的な出来事に対する自分の反応を試しに書いてみたところ、異常なほどマイナスな捉え方をしていて驚きました(^^;。自動思考感情「マイナス150%」が、認知の歪みをチェックして合理的な反応を書いた結果、「プラス100%」になってしまったのです（一つごとにマイナス何%、プラス何%とやって足すのです）。

僕は、自分にはあまり認知の歪みは無いと思っていたのですが、実際には随分やってますね、歪んだ認知を（笑）。何となくプラスになるとしても、30%とか、そのくらいだろうと予想していたのに、マイナス150%が、プラス100%になってしまうんですから……。

この差は大きすぎます。これを毎日やっていたら大変な「差」ですよね(^^;;。マイナスに考えるのがバカバカしくなってくるという意味で、この認知療法というのは、すごい効果がありますよ。一日でも分かった。まあ、とは言え、僕は「うつ度」がBDIテストで8点だから、そう思えるのかな？　うつのどん底にいる人だと、そう簡単にはいかないかもしれませんね。

>私、時々自分の以前の発言をわざと読むんです。

>なにか進歩してないかなあと思って。

僕もやります。改めて読み返してみると、自分がだんだん前向きになってきているのが分かって嬉しいです。どん底の頃の発言を読み返すと、当時は、まともに考えて発言していたつもりでも、やっぱり感情的だったり、何かに囚われた文章になってます(^^;。
>だって、こんなことやってる人たちって、敏感な連中（+小心者）
>ですものね。でもまさか、ピーターさんと歳まで同じとは、驚き。
ですね(^^;。自信過剰でガンガンいっちゃってる奴も多いですけどね（笑）。そう、なぜか32～35歳くらいの人がFMHには多いですね、割合として……。やっぱり20代を駆け抜けて、30代入ると、ちょっと色々考えてしまう時期だからでしょうか？
>ピーターさんて頭のいい人だなと思ってますので。
そんな事を言って下さるなんて、それこそ照れまくってしまいます(^^;;。
>私がピーターさんと近いと思うのは、特に「気を遣うところ」、「長文」（笑）、
>ちょっと遠慮勝ちに必ず「気を悪くされた方がいらしたらごめんなさい」
>とか書いてしまうの。言いたい事はちゃんと言ってるくせに。当たってません？
ピンポンピンポーン！　大爆笑(^^;;。
>好きなこと（私の場合は芝居）やってるはずなのに、「やらねばならない」に
>なっていた。で、5月に公演があったんですが、歳や体力をちゃんと考えて、
>その上で頑張りました。ただのくそガンバリはやめようと。
公演やったんですか！　しかもちゃんと考えて、まっとうされたんですね？　すごいじゃないですか(^^)。僕はまだライブは出来ないですよ。やっと楽器に触るようになった所ですから。でも、認知療法がうまく行けば、「やる気」が出て来そうですから、思ったより早くステージに上が

れるかもしれない、な〜んて考えてる所です。

今までは、必要以上に自分を痛めつけてたんですよね。「くそガンバリ」なんてのもまさにそれで。僕は「プラス思考」というのにはまだ多少抵抗があるんですが、マイナスに考える事がいかに自分に良くないかを、今回「歪んだ考えの日常記録」で痛感したので、まずはマイナスにばかり考える悪い癖をやめようと思ってます(^^;。
>この本、初耳です。出版元とか教えてください。
です(^^)。
『不安恐怖症　パニック障害の克服』　貝谷久宣著　講談社「健康ライブラリー」¥1262
知識としては、いろいろ役に立つと思います。あと、僕が個人的に有効だと思った、自分で出来る（パニック発作の）治療法の本として、
『6秒間でストレスがとれる！』　ストレーベル著　斎藤茂太訳　三笠書房「知的生きかた文庫」¥500
というのがあります。これはコンビニで売ってるような本なんですが、自律訓練法なんかより圧倒的に楽で、短期間でマスター出来る方法なので役に立っています。
>互いに、回復に向かっていけるような
>やり取りをしたいと、日を追うごとに思いまして、
そうですね。僕もそう思ってます。FMHを「逃げ場」にするんじゃなく「回復していく過程を共有する場所」として捉えてますし、そういう場であって欲しいと思います(^^)。

＞お互いに読み終えたら、まず、どこが一番参考になるか、言い合いませんか？

あ、まだ読み終えてないのに冒頭に書いてしまった(^^;。

＞ピーターさんは、体力的には大丈夫ですか？

だいぶ落ちている事は確かですけど(^^;、日常生活に支障はないです。ご心配ありがとうございます……。ではでは(^^)/。

うさき（97年7月23日）
「早いですね〜」
ピーターさん、こん@@は。うさきです。
この2、3日、うちにメシを食べに来る野良猫の体調が悪くて、獣医に連れて行ったり、薬を飲ませるために捜しまわったり、バタバタしてまして、パソコンの前に落ち着いていられませんでした（猫は、風邪とさなだむし。よくあることで、心配なさそうです）。そんなわけで、お返事遅くなりました、ごめんなさい。
＞僕は今5章までとりあえず一度読み終えて
ウッ、早い！　私はまだやっと6章を読み終えたところです。追い越されるな、こりゃ。
＞「歪んだ考えの日常記録」を始めました。僕の場合それに、

＞虚無主義の克服法の所に載っている方法を混ぜて

まずは、やはり「歪んだ考えの認知」からのようですね。さっそく、表をつくってみたんですね。マイナス150％がプラス100％は確かに驚くかも。きっと、私も自分で自覚している以上にマイナスに考えてると思います。

私はその表はまだ書いていませんが、ＢＤＩは12点でした。軽いうつ状態。でも、まあ予想通りでした。虚無主義の克服法は私も、自分に当てはまると思っています。

この本のすごいのは、実際にまだ表をつけたりしていない私でも、日常ふと、「あ、今の考え（自動思考）はマイナスだ」とか感じられるようになることですね。でも、じゃ、どう考えればプラスなのかがまだわからないので、私も表を書いてみたほうが絶対いいですね。

私の場合、マイナスに考えることが無意識の癖になっているみたいなんです。だから、ある程度練習が必要でしょう。机上でできるようになったら、実戦で。まだまだそこまで欲ばっちゃいけないか。

＞うつのどん底にいる人だと、そう簡単にはいかないかも。

たぶん、認知療法家と面接しながら、宿題を出してもらって……という形でないとね、自分でやるのは厳しいんじゃないでしょうか。

＞自分がだんだん前向きになってきているのが分かって嬉しいです(^^;。

そう、それがわかったり、ある会話でレスが続いた人にそう言われたりするとうれしいです、私も。

∨自信過剰でガンガンいっちゃってる奴も多いですけどね（笑）。

アハハ。それから、疲れているのに自転車こいでないと倒れちゃう人もいますね。モーレッサラリーマンみたいに。

∨やっぱり20代を駆け抜けて、30代入ると、

∨ちょっと色々考えてしまう時期だからでしょうか？

それはあると思います。体力も落ちてくるし。私は女の厄年からおかしくなりました。自分自身の変化もですが、まわりでも今までになかったこととか起こって、ショックを受けました。女どうしではよく、厄年の話は出ます。男の人も、30歳って、なんか区切りみたいですね。

∨公演やったんですか！　しかもちゃんと考えて、まっとうされたんですね？

お陰様で好評でした。でも、（昼間の仕事はとうにやめていたけど）稽古と公演で、体力も精神力も精一杯でした。特に、初めての方たちとやるプロデュース公演だったので、緊張しました。演出家だけには病気のこと話しときましたけどね、他の人には内緒。夏は実は海外公演の話もあったんですが、泣く泣く断わりました。秋の公演も、有難いことに何本か話はあったんですが、勇気を出して休もうと決めて全部断わりました。この15年の間で「予定なし」は初めてです。でも、ようやく最近「休んでもいいんだ」と思えるようになりました。まだ不安ですけどね、復帰したときに他の皆に敬遠されないかと（マイナス思考かしら）。

∨僕はまだライブは出来ないですよ。やっと楽器に触るようになった所ですから。

でも、触るようになった、ということがすごく大きなことですよね。私も、人の公演は義理で

観に行きますが、稽古場に行けるようになったらもう、復帰は近いだろうなと思っています。
>僕は「プラス思考」というのにはまだ多少抵抗があるんですが、それ、私もなんとなくわかります。なんでもプラスに考えりゃいいってもんでもない。「現実を間違えないで認知すること」と解釈したいです。
>まずはマイナスにばかり考える悪い癖をやめようと思ってます(^^;。
私も同じです。でも、焦るのは禁物です。急にはなかなか治らないと思います。だって、私なんか、たぶんもう何年もマイナス思考やってるベテランだと思うので。でも、亀の歩みでもいいから途中で投げ出さないことがきっと大切なんでしょうね。

本のこと、ありがとうございます。

>『6秒間でストレスがとれる!』
>圧倒的に楽で、短期間でマスター出来る方法なので
へー、これも初耳。それは知ってると安心かも。
>まだ読み終えてないのに冒頭に書いてしまった(^^;。
いいえ、参考になりますからどんどん情報ください。ただ、私は、とりあえず全部読んでから、自分になにが一番いい方法かピックアップしようと思っているので、実践はまだもう少し先になるかもしれません。
>FMHを「逃げ場」にするんじゃなく「回復していく過程を共有する場所」として捉えてますし、そういう場であって欲しいと思います(^^)。

本当にそうですね。今日、Aさんの「死に方おしえてください」のツリーを再度あらかた読んで、レスも付けたんですが、ピーターさんの書いてらしたことをもう一度書いて「私もそう思います」って書いちゃいました。勝手に、すみません。ただ、私には、もうAさんの苦しみはわかってあげられそうもないなと思いまして、でもきっとレス付かないとますます落ち込まれるのじゃないかと思って、なんとか書きました。お互いに病人ですから、自分がつらくなるのなら途中でレスを切り上げるのも仕方ないかと考えています。そんなこと絶対できないけど、時々叱りつけたくなってしまうし。

主治医とどんな治療をしているのだろう、認治療法じゃなくてもいいけど、なにかそういう本とか読んだりしないのだろうか、などと考えてしまいます。

明日は猫の通院もないので、本をゆっくり読みたいと思います（あ、自分の通院があった）。それから、また何かの都合でお返事が遅れたらごめんなさい。でも、ピーターさんも、調子のよくないときや忙しい時は、返事のことあまり気にしないでくださいね。なにしろ、この病気の人はすぐ、気を遣うから（笑）。

ぼちぼち、行きましょう。

ピーター（97年7月27日）

「RE：早いですね～」

うさきさん、こん★★は(^^)、ピーターです。
>そんなわけで、お返事遅くなりました、ごめんなさい。
いえいえ、こっちも結構バタバタしていましたので(^^;。
>私はまだやっと6章を読み終えたところです。追い越されるな、こりゃ。
早けりゃ良いってもんでも……(^^;;;。僕のほうは、今通院したりもしていず、カウンセリングとも繋がってないので、とりあえず方法を知りたかったというのがあります。実践できる方法をすぐに始めながらとりあえず一度読んで、また後でもう一度最初から今度はじっくり読もうと……。まあ、このへんは人それぞれで(^^;。
>まずは、やはり「歪んだ考えの認知」からのようですね。
そうですね。あれからまた何かあるたびに試していますが、紙に書いてみる事で、自分の考え方や感じ方を客観的に見られるところが良いですね。僕の場合は、ある特定の状況や事件に特に弱い事を自覚しているので、トリプルカラム（ダブルも同じ）法より、状況や感情も書ける「歪んだ考えの日常記録」のほうが自分に向いていると思ったんです。

実際にこれをやってみると、不思議な事に「自己評価」が一気に上がるんですね。「自分に対する無条件の信頼」という意味の「自信」も復活して、非常に余裕が出て来ました。こんな感覚は、僕の場合、ごく幼い頃の一時期にしか持っていなかったものです。解決すべき問題はまだ山積みなんですが、それに対応する感覚が全然違って、まだ今の時点で口にするのは早すぎるとは思いますが、「生まれ変わった」感じです。

∨私はその表はまだ書いていませんが、ＢＤＩは１２点でした。

今現在と、本を最初に読み始めた時点での僕の各種テストの点数を書いておきます。テストだけ先にやってしまったんです。

	本を読み始めた時点での点数	現在（7月26日）
ＢＤＩ＝	8点	3点
ＮＯＶＡＣＯ怒りの評価尺度＝	72点	44点

（※この、怒りの尺度は、日本人とアメリカ人では随分基準が違うのでは？）

	本を読み始めた時点での点数	現在（7月26日）
承認依存度＝	+2	+5
愛情依存度＝	-3	+5
業績依存度＝	-4	+4
完全主義度＝	-1	+2
報酬依存度＝	-1	+6
全能感＝	-3	+2
自律性＝	-4	+4

「歪んだ考えの日常記録」を付け始めて以降、これだけ変わりました。単に洗脳されやすい奴

だったのかもしれませんけど(^^;;;。とりあえず効果はあるらしいですよ(^^;。パニック発作は無くなってませんけど(^^;;;。

でも、向き不向きもあるでしょうね。たまたま僕には認知療法は向いていたのだと思います。森田療法なんかは、僕には向いていない感じがしますし。

＞マイナスに考えることが無意識の癖になっているみたいなんです。

僕も同じです。今まで34年間かけて出来上がった「考え方、感じ方」ですから、一朝一夕には変らないでしょう。『いやな気分よ、さようなら』にも明記してありましたが、「頭の中だけで練習しようとせずに、実際に自動思考とそれに対する合理的な反応を書き留めることが、たいへん重要」（六五頁）で、これを繰り返して、正しい認知が「癖」になってくれればラッキーかな？

＞男の人も、30歳って、なんか区切りみたいですね。

ええ、髪の毛がはっきりと気になり始めます(^^;;;。

＞まだ、不安ですけどね、復帰したときに他の皆に敬遠されないかと。

確実にそうだとは言えないし、実際、快く思わない人も中にはいるでしょうが、基本的には「早く（治って）戻っておいでよ」というのが、大方の見方のような気が（今は）します。以前はピンと来なかったんですが、今はそう思います。

＞それ、私もなんとなくわかります。なんでもプラスに考えりゃいいって

＞もんでもない。「現実を間違えないで認知すること」と解釈したいです。

僕も、ニュートラルになれるだけでも「めっけもん」ではないかと思ってます。いきなり全部

プラスにもっていこうというのも、欲張り過ぎというか、もしかしてそれも「完全主義」かもしれないと（笑）。

＞ただ、私には、もう、Ａさんの苦しみはわかってあげられそうもないなと同感です。通信の限界もありますし……。

＞主治医とどんな治療をしているのだろう、認治療法じゃなくてもいいけど、７番でレスを期待するより、とにかく入院することが必要なのかもしれません。１０番で専門職の方が、「具体的な状況を知りませんので一般論に」と書いていらっしゃるのを読んで、冷たく感じていたのですが、今はそれも分かります。Ａさん自身が自分で行動して下さらないと、どうにも出来ないのですね。あ、でも、ＳＳＲＩが日本でも使われるようになると、また違うのかな？

＞それから、また何かの都合でお返事が遅れたらごめんなさい。

＞でも、ピーターさんも、調子のよくないときや忙しい時は、

＞返事のことあまり気にしないでくださいね。

＞なにしろ、この病気の人はすぐ、気を遣うから（笑）。

了解です(^^)。猫が元気になると良いですね（もう、元気でしょうか?）。

僕のほうは、あまり気を遣わないようになってきてますから、もしかすると失礼なことをしてしまうかもしれませんが(^^;;。

では、ぼちぼち(^^)。

うさき（97年7月28日）

「叱咤激励してください」

ピーターさん、ごきげんいかがですか。うさきです。

私、実は「怒りのコントロール法」のところで、行きづまってます。

「怒りの評価尺度」で、私は、36点でした。つまり、「ほとんど怒らない、選ばれた人」という結果が出たんです。でも、ピーターさんが、

＞（※この、怒りの尺度は、日本人とアメリカ人では随分基準が違うのでは？）

と、おっしゃるように、私にはピンと来ない内容ばかりなんです。車を運転していて、という設問が多いですよね。まず、私は車を運転しないし、それを「道を歩いていて」と置き換えたりしたんですが……。でも、私はふだん、ささいなことに非常に腹を立てています。アパートの下の住人がうるさいとか、街で騒いでる若者とか、道をふさぐおばさんとか、駐輪禁止の場所にたくさんチャリがとまってるのを見た時とか、ｅｔｃ……。

数え上げたらきりがない、こうして書いていても、ムカついてきます。

はあ～、ごめんなさい、グチを言ってもしかたないですね。

しかし、この項を納得するのにはちょっと難儀しそうです。ここに書いてあるいろんな場合に

則して「合理的な考え」にもっていこうとしても、「だって、頭にくることはしかたないじゃん」と思えてしまうんです。まだ「道をふさぐおばさん」くらいは、こちらが「すみません」と言えば、あっと気づいて「ごめんなさい」とよけてくれるかもしれない、とか考えられるんだけど。設問にも似たような例がありましたが、新聞でひどく残虐な事件を読んだ時の怒りなど、どうやって怒らないようにすればいいんでしょう?

ピーターさんは、「怒りのコントロール法」どうでした? 読むのが遅い言い訳もあるけれど、どうもここが納得いかなくて前に進めないんですよ、今。ところで、

>今通院したりもしていず、カウンセリングとも繋がってないので、じゃ、薬も飲んでないんですね。すごいな。それに認知療法への関心度の高さをメールをいただくごとに感じてます。だから私も、それでだいぶ勇気づけられているので、こんなふうにグチりながら中だるみしてる場合じゃないんですけど。

>あれからまた何かあるたびに試していますが、

もしも、もしもでいいですが、さしつかえなければ、例えばどんな時に「歪んだ考えの日常記録」をつけてらっしゃいますか? 私も、自分には「歪んだ考えの日常記録」は有効だと思っているんですが、あまり人とも会わず外にも出ないので、日々の不安が漠然としているんです。本に載っているような具体的な「嫌な事」は幸か不幸かあまりないのです。ですから、「(良くない)状況」の欄にどのように書けばいいかよくわからなくて……。

でも一回、「食後、気分が悪くなった」ことを「歪んだ考えの日常記録」で書いてみました。そうしたら、やはり、自動思考の感情240%が「合理的な考え」のあと160%に減少していました。

＞実際にこれをやってみると、不思議な事に「自己評価」が一気に
＞上がるんですね。（中略、失礼）～「生まれ変わった」感じです。

ここに書いていただいたこと、ピーターさんの気持ちの変化の流れがとてもよくわかりました。私も早くそう思いたい。でも今「中だるみ」しているので、逆に「早く……」と思ってしまうのでしょうね。

＞パニック発作は無くなってませんけど(^^;;。

そうなんですか……、勇気ありますね、だってそういう状況でも病院に行ってないのでしょう？　もしかしたら私の主治医が言っていたように、「パニック発作になったらなった時のこと！」と思えるようになっておられるのでは？　そうなったらしめたものですって。そしてその時、医師は、「そう思えるようになると実際パニック発作が減ってくるんですよ」と言ってましたよ。

＞森田療法なんかは、僕には向いていない感じがしますし。

私も。第一、森田療法の本の中に、女性の実例はほとんど皆無だったと記憶しています。

＞「頭の中だけで練習しようとせずに、実際に自動思考とそれに対する
＞合理的な反応を書き留めることが、たいへん重要」（六五頁）で、
＞これを繰り返して、正しい認知が「癖」になってくれればラッキーかな？

そうですね、私、正直言って、まだどっかで、今までの私の生き方（「マイナスに考えることが無意識の癖になっている」も、いい部分も含めて）を全て修正しないといけないのか、それはなんとなく悲しいなどと思っているんです、きっと。でもそれも、「全か無か思考」かもしれませんね。「先読みのしすぎ」もかもな。

＞ええ、髪の毛がはっきりと気になり始めます(^^;;;。

アハハハ、いえ、失礼。私のカレなんか、29で初めて会った時から、そうとうイッテましたから、へいき、へいき。ま、本人は役者なのでもちろん気にしてますが、私の歴代の（男ヘンレキ?）カレは皆、頭のヤバイひとばかりでした。好みなんです、私の。エヘへ。

＞僕も、ニュートラルになれるだけでも「めっけもん」ではないか

＞と思ってます(^^;。いきなり全部プラスにもっていこうというのも、

＞欲張り過ぎというか、もしかしてそれも「完全主義」かも

大ピンポン！　ですね〜。

「不安神経症」と公言している大槻ケンヂさん、彼の発症後のソロアルバムしか持ってないのですが、それはまあまあでした。それより『香山リカのきょうの不健康』（河出書房新社）のなかのふたりの対談がおもしろかったです。彼は「おまえ、ビョーキなんだってな〜」って笑われるほうが気が楽だと言ってます。それと角川から大槻ケンヂの『のほほん雑記帳（のおと）』というのが出ているそうで、これは母から聞いたので、タイトルなど正確ではありませんが、いい本だそうです。

＞Aさん自身が自分で行動して下さらないと、どうにも出来ないのですね。

ほんと、そうですね。うつのひどかった人が良くなると、とにかく「死にたい」時は同調してほしいと思っていた、と言うんだって。まわりの人が良かれと思って言う、いろんな前向きな言葉が、心や頭に入ってこないらしいです。

＞あ、でも、SSRIが日本でも使われるようになると、また違うのかな？

すみません、うさきは無知なのですがSSRIってなんですか？（でも、無知が幸いすることもあります。難しく考えられないので「もういいや！　めんどくさい！」と、いい意味で開き直ることもあるから……イイワケ）

＞もしかすると失礼なことをしてしまうかもしれませんが(^^;;。

いいえ、私こそ、今日はグチッてしまってごめんなさい。「失礼なこと」なんて思わずに、たるんでる私をどうか見捨てず、叱咤激励してくださいまし。

長文、失礼しました。なにはともあれ、マイペースで、読んでいきます。

ピーター（97年7月30日）
「怒りのコントロールその他」
うさきさん、こん★★は(^^)/。

>「怒りの評価尺度」で、私は、36点でした。
>つまり、「ほとんど怒らない、選ばれた人」という結果が出たんです。

実は僕も最初にやったら「平均より幸福な人」になってしまって、「そ、そんなはずはない」とやり直したのがメールに書いた最初の時点の点数です。ちなみに僕の友人に怒りっぽい奴がいて（本当によく怒ります(^^;)、彼が「俺は短気だからひどい点数になるんじゃ？」と言いながらやってみたら、やっぱり「平均より幸福な人」になってしまって、「あれ～？」でした。

例えばアメリカ映画で、夫婦喧嘩の激しい「なじり合い」とかよくありますよね。あと、同じ目的を持った仲間同志の激しい口論とか。あんな怒りの表出って、日本人では無い事だと思いません？

アメリカは「怒るべき所で怒らず自己主張しない」と軽蔑する文化だそうですが、日本は「怒りの感情を抑えて冷静に行動できる事」が美徳だったり大人の証明だったりする文化ですから、この怒りの尺度テストは、そもそも日本人の実情にはあっていないと思います。つまり、そのままやったら、殆どの日本人は「平均より幸福」か「選ばれた人」になってしまうのでは？

だいたいどの設問も、日本人なら自分の解答に最低1点プラス（全体で25点）くらいでちょうど良いのではないかと思います。このへんは、翻訳の時に考えて欲しかった気がしますね。

>でも、私はふだん、ささいなことに非常に腹を立てています。
>アパートの下の住人がうるさいとか、街で騒いでる若者とか～
>こうして書いていても、ムカついてきます。

うさきさんは、正義感が強いんですね(^^)。でも、正義感って「すべき思考」ですよね(^^;。それと、「ささいな事」と書いておられますが、アメリカ人の正義感の強い奴なら、これ全部、怒っている事だと思います（笑）。アパートの下の住人がうるさいと裁判ざたにしてしまう国ですから。

＞「だって、頭にくることはしかたないじゃん」と思えてしまうんです。

そうですね。いろいろな感情の中でも「怒り」は非常に高速な自動思考のような気がします。あと、「怒り」は動物でも持っている感情ですよね？　だからそれを「歪んだ認知による自動思考の結果」というのは少々無理があるような気もします。ただアメリカの場合、著者も書いていますが、「アメリカでは、怒りは法的に認められている……」（二〇一頁）という国ですから、あえて「怒り」が不毛な事を強調しているのではないでしょうか？

＞新聞で、ひどく残虐な事件を読んだ時の怒りなど、

＞どうやって怒らないようにすればいいんでしょう？

これは「怒り階層10（最高）」の例として本にも書かれていましたよね？　まず第一に、これは民主主義社会においては「正当な怒り」だと思います。だから怒らないようにする必要はない。ただ、自分自身がどうするか……。

方法は2つでしょうね。「自分に直接被害がないので、怒る必要はない」と考えるか（多くの人は実際そうしてますすね）、新聞で事件を読んだらすぐに新聞社に電話をかけて、その事件に関して何か協力できる事はないか？　とか、怒りを自分の内部で回転させて増殖させずに、より具体的

な行動へのきっかけとする事ですね。ところがメディアの限界で、報道される時は、大抵その事件はすでに起きてしまっているので、それに対して自分は何もできないというやるせなさもあって、事件そのものに対してだけでなく、自分に怒りが向いてしまう部分もあると思うのです。少なくとも、この、自分に対する怒りは不要なものですよね？　認知の歪み（「個人化」）であって、心の健康に悪い習慣ですよね(^^;。自分に対する怒りをなくせば、怒りは半分くらいに減るのではないでしょうか？

＞＞今通院したりもしていず、カウンセリングとも繋がってないので、

＞じゃ、薬も飲んでないんですね。すごいな。

いや、実は僕の母親が医者（眼科医）でして、薬だけは手に入るんですよ……(^^;。抗不安薬や精神安定剤の処方は、眼科医でも出来るんです。だけど一種の「ずるっ子」ですから、あまり大きな声では言いたくない。だからＦＭＨでは、薬の事はたまにしか書いていません。

今は、セディール10mg×4、デパス0.5mg×4（一日）という飲み方をしてます。

＞さしつかえなければ、例えばどんな時に

＞「歪んだ考えの日常記録」をつけてらっしゃいますか？

はい。では、さしつかえない部分（笑）を、日記の中から書いてみます。参考になるかどうかは分かりませんし、ちょっと分かりづらいかも(^^;;;。

＜状況と、キーポイントとなる発言＞

状況1：昨年まで仕事の手伝いをしていた友人の作曲家Tから電話。Tとの最後の仕事の最中、ピーターは大発作を起こして、大迷惑をかけたが、電話での交流は続いている。Tは現在は成功しており、仕事は順調。
Tの発言1「おまえ、『Xファイル』好きだろ？　『Xファイル』の音楽ってどういうのか教えてくれ、『Xファイル』風の曲を頼まれたんだ」
状況2：Tがパソコンで作曲を始めた時、パソコン初心者のTは夜中に何度も電話でHELPを要請してきた。ピーターもパソコンを音楽ツールとして使おうと思っているが、現在の所はうまくいっていない。
Tの発言2「俺、こんどパソコンでレコーディングを始めようと思ってる」「だから、新しいパソコンを買うつもりだ」
状況3：結局、ピーターは『Xファイル』の音楽を知らなかったので、電話は多少雑談をして短時間で終わった。その電話を切るとき、
ピーター「役に立てなくてスマン」
Tの発言3「別にいいよ、明日CDを借りて来るから、じゃあな」

＜自動思考＞　＜それにより生まれた感情＞

1　おお、Tか！　久しぶりの電話だ。……………………………………喜び　50％
なんで、俺に聞くんだ。『Xファイル』は俺は知らん。

2　困るとすぐ、軽々しく俺に電話してくる……………………………煩わしさ　20%

3　Tはいいよな。俺には出来ない。

Tには地位も収入もある。さぞ、充実しているだろう。…………嫉妬　60%

それに比べて俺は……。………………………………………………悲しみ　40%

一緒に仕事していた頃に比べると、俺はTの役に立たない。…………虚しさ　10%

感情の合計：マイナス80%

〈認知の歪み〉

1　マイナス化と、レッテル貼り

2　拡大解釈（破滅化）と過小評価

3　個人化と、レッテル貼り

〈合理的な反応（思考）〉　　〈それにより変化した感情〉

1　電話をくれたのは、関心があるからだ。

少しは心配もしてくれているのだろう。

奴は相当忙しい身なのに、雑談にもつきあってくれたのだから。………喜び　80%

2　買ったら買ったで、Tだって苦労するだろう。

Tと自分を比べて、自分をみじめに感じる事はない。…………羨ましさ　10%

Tの今のつらさを俺は知らない。誰だって良いことばかりではない。俺の問題は消えないが、比較する問題でもない。……………悲しみ　10％

3　あやまる必要は無かった。俺に落度はない。知らない事は知らなくて当たり前だ。それは俺の価値とは関係がない。……………（感情消滅）

感情の合計：プラス60％

★メモ　Tは、大切な友人の一人で、心配もしてくれている。もっと純粋に電話を楽しんだほうが良い。

実際にはこれを、ノートの見開き2ページを縦に6分割して、本に書いてある形に近い書き方でやっています。最後の「★メモ」とか、勝手に思い付いた方法を足してしまってます。僕の場合は、具体的にしたほうが分かりやすいと思っているもので……。

＞「パニック発作になったらなった時のこと！」と思えるようになっておられるのでは？

いや、まだその境地にまでは行っていません。怖いですよ、まだ(^^;;;。

＞私、正直言って、まだどっかで、今までの私の生き方

＞（「マイナスに考えることが無意識の癖になっている」も、いい部分も含めて）

＞を全て修正しないといけないのか、それはなんとなく悲しい

＞などと思っているんです、きっと。

僕は実は、「魂」や「霊」は、あると信じたい人間です。だから肉体と霊体、脳と心（魂）は別

だと考えているんです。でも、肉体を持って生きている時は、体調が悪くなれば心にも影響しますし、つまり、脳が処理を間違えれば、心（魂）は、その間違った処理を元に動いてしまう。その間違いを修正するのが、認知療法だと思っています。パソコンでいえば、ソフトのバグが「認知の歪み」なのだと。バグのあるソフトで何かをやろうとすれば、たとえ正しい操作をしても間違った結果が出てしまうし、その間違いすら、ユーザーには分からなかったりするじゃないですか。

だから、認知療法には、確かに多少「洗脳（^^;）」という感じがありますけど、これで自分が根本的に変わってしまうなんて事は、ないのではないかと。

僕も最初はうさきさんと同じように考えましたけど、認知療法をやって失うものは別に無いし、これで生きるのが楽になればラッキーかも、と思って始めました。自分には向いている方法だったし、一人で出来ますし……。

＞私の歴代の（男ヘンレキ?）カレは皆、頭のヤバイひとばかりでした。

＞好みなんです、私の。エヘへ。

最近は俳優さんでも、髪の毛のうすいのを隠さずに個性にしている方も多いですよね（^^）。

しかし、うさきさんが「ハゲ専」だったとは（^^;）……（シツレイ）。

＞「不安神経症」と公言している、大槻ケンヂさん～彼は

＞「おまえ、ビョーキなんだってな～」って笑われるほうが気が楽だと言ってます。

ああ、これは僕も同じです。大槻ケンヂ氏が、不安神経症とどのように付き合って現在に至っ

たのかは興味がありますねえ。不安神経症持ちなのに、実際に芸能界で活躍している人がいるのは、励みになります(^^)。

>すみません、うさきは無知なのですがSSRIってなんですか?

いや、SSRIが何かなんて知っている人は、多くはないでしょう。SSRIは、去年NHKで「魔法の薬」というスタンスで紹介された新しい抗うつ・抗不安作用がある薬で、アメリカではすでに多数の人が使っているらしいです。効果は絶大で、極度のうつ病の人でも、SSRIを飲むだけで普通人として生活できます。ただし、一生飲み続けないとなりません。日本では臨床試験がそろそろ終わって、発売される寸前という感じではないでしょうか?

ちなみに、SSRIというのは、薬の作用方式を省略したもので、商品名ではありません。ただ、Aさんでも、おそらくSSRIを飲めば、一週間もしない間に元気になってしまうだろうというくらい、凄い薬らしいです(^^;。FMHの11番会議室の#256からのツリー他などで、時々話題になっていました(そのツリー内で、僕も発言してますが、半年前の僕の発言は物凄い皮肉&マイナス思考です。Aさんと発想が似てると思います。それでAさんには、親近感があるんですけど……)。

え~と、僕も長文には自信があるので大変に長くなってしまいまして(^^;、失礼しました。

ではでは……。

うさき（97年8月5日）

「遅ればせながら、読み終えました」

ピーターさん、ごぶさたしておりました。うさきです。やっと、完読（造語）しました！　それだけでも、自信ができた。これから『うつを生かす』と比較検討（！）しながら、もう一度自分に当たるところをひろいながらノートつけようと思います。

その間、通信ソフトをコムニフにしたり（まだ全然マスターしてない）、昨日は胃カメラ飲んだりしてました。恥ずかしながら私の不安神経症には「がん恐怖」もあったんです。で、胃がこんなに動かないのはがんのせい？　と思ってしまって、3回目の胃カメラをやりました。結果は、少し胃炎はあるけど組織をサンプルするほどのこともない、ほとんど問題なし、でした。とりあえず安心していますが、胃が弱いことには変わりないので、これから胃を強くするため、また薬と、蛋白質の摂取と新陳代謝をよくしないといけません。

先日は、いろんなアドバイスありがとうございました。で、「歪んだ考えの日常記録」のお礼に私のそれを書いてみます。参考にも何にもならないかと思いますが……。

「自動思考の表」

状況……胃のもたれから胃がんへの恐怖が湧き起こる。

不安　95％　悲しみ　60％　恐怖　100％　＝合計　マイナス255％

自動思考

1　「どうしてこんなに胃が動かないんだ。悪い病気かも知れない」
◎一般化のしすぎ、心のフィルター、結論の飛躍

2　「この若さで死にたくない」
◎結論の飛躍、先読みの誤り

3　「がんは苦しい」
◎結論の飛躍、心のフィルター

4　「死ぬまであっという間。何も考えられる時間がない」
◎結論の飛躍、心のフィルター

合理的な考え

1　検査しないとわからない。

2　もしこの若さで死んでも、いままで楽しくやってきた。

3　苦しくない方法を考えればいい。

4　落ち着いて考える時間はある。考えなくてもいい。もしがんなら闘うか、天寿と思って安らぐか、それを決めればいい。

メモ

誰も、ひとことも「あなたはがんだ」なんて言ってない。検査しよう。検査してシロとでれば安心。クロならその時考えよう。

結果

不安　70%　悲しみ　50%　恐怖　60%　=合計　マイナス180%

この日記のお陰と、主治医、FSKYM（総合医療フォーラム）の医師との会話で、内視鏡検査を受ける勇気が出ました。そして、結果はシロ。今は、不安、悲しみ、恐怖を足して、マイナス30%くらいじゃないでしょうか（笑）。

私も、メモを書き足しています。自分を励ます言葉とか。

それと、「認知の歪み」には各々の特徴がでますね。私の場合、「一般化のしすぎ」や「結論の飛躍／先読みの誤り」「心のフィルター」「マイナス化思考」「すべき思考」が多く、「感情的決めつけ」「レッテル貼り」は少ないようです。

友人と電話で話すのもダメで、用事があって、かけなくちゃいけないのにかけられない時も、日記をつけたら、マイナス230%がマイナス170%になりました（でもまだ、かけてない）。

そしてメモに、「1正直に話せ。2手短に。3TELしてしまえば心配しているほどたいへんじゃないかもしれない。4早いとこ、嫌なことは片付けてしまえ」と書いています。

合理的な考えはまだ苦手ですが、練習が必要なのでしょう。

それから、「しかし－反論法」もやってみました。「私は現在、無職。父の援助を受けている。働かなくてはいけない。でも働きたくない（この場合バイトのこと）」から始まって、「しかし」が31個（本の例は9個）！　きっと、たくさんの問題に派生させてしまったのがいけなかったのでしょう。それに、テーマが重すぎたかも（笑）。でも、これも私には有効のようです。ふだん、「でも、でも」とマイナスに考えているので、それをプラスに切り換えるには、いいようです。

そして、やはり最後にメモを書いてます。要約すると、「適当を心がけ、完璧主義にならないこと。体力の回復と予期不安をなくすことが先決。でも、それも完璧に治るまでと頑なに思い込むな。仕事はやってダメなら、その時また考えればいい」。

ピーターさん、私、10年前、今より15キロくらい太っていて、カロリー計算表を作って、舞台に向け、10ヵ月で9キロ減量したことがあるんです。認知療法ってダイエットに似てませんか？　嫌なもの（無駄なもの、ぜい肉）をカロリー計算表のような自己管理で10ヵ月とか1年とかかけて落としていくんだなあって、ふと思ったんです。初めのうちは目立った効果がなくても、続けていって効果が目に見えて出始めると楽しくなって、ますます効果が上がるんです。そして、そのうちノートつけなくても体と心が覚える……。

ピーターさんが、肉体と霊体、脳と心（魂）、「認知の歪み」はソフトのバグ、とたとえてくださったので、私の「たとえ」を書いてみました。……「たとえ」が男性と女性でこうも違うか（笑）。

そう、だから、

＞認知療法には、確かに多少「洗脳（(^^;)」という感じがありますけど、

＞これで自分が根本的に変わってしまうなんて事は、ないのではないかと。

そうですね。ダイエットをやり遂げた時、私は明るくなり、文字通り身が軽くなり自信がつき

ました。それはもちろん、自分を失った訳でもねじ曲げた訳でもなかったし、実際にはリバウンド（2キロくらい戻った）があった時も、私の中には方法論があったから、自信が崩れることもなかったし、そのまま平気で放っておきました。

∨これで生きるのが楽になればラッキーかも、と思って始めました。

それでいいんですよね。考えてみれば「今までの私の生き方を全て修正しないといけないのか、それはなんとなく悲しい」と思う事じたいがなんらかの「認知の歪み」を含んでるかも（笑）。

∨不安神経症持ちなのに、実際に芸能界で

∨活躍している人がいるのは、励みになります(^^)。

そうなんですよ。でも、言わないだけで、神経症やうつの人、いっぱいいると思います。そういう人の体験談聞きたいですね。

∨セディール10mg×4、デパス0.5mg×4（一日）という飲み方をしてます。

私は、ソラナックス0.4mg×2を一日3回と、メイラックス1mgを一日1回です（その他、胃腸薬、漢方薬を合わせると、7種類！　これでも、胃腸薬のひとつがこの前減ったんです）。

昨日、検査の結果が良かったので、ゆうべも今日も比較的多めに食事をとることができました。私ってタンジュン。

また、こんな亀の歩みの私に懲りずに、ピーターさんの経過、聞かせてくださいね、とても励みになるんです。お互い、本職に復帰できたら、その話もしたいし。

夏風邪に気をつけて。クーラーの当たり過ぎはいけませんよ。

PS：以前書いていただいた『6秒間でストレスがとれる！』は、ピーターさんは実際にはどこで入手されたんですか？　教えて下さいまし。

ピーター（97年8月9日）
「完読おめでとうございます(^^)」

うさきさん、こんにちは(^^)/。
最近は早寝早起きの健康的な生活パターンを送っているピーターです(^^;。
>それだけでも、自信ができた。これから『うつを生かす』と
>比較検討（！）しながら、もう一度自分に当たるところをひろいながら
よかったですね(^^)。『うつを生かす』は読んでいないのですが、どのへんが違うんでしょうか？　より、日本人向けなのかな？
>その間、通信ソフトをコムニフにしたり（まだ全然マスターしてない）、
ComNifty＋魔法のナイフ＋Niftyぞうさん＋茄子R＝「Nifty 4種の神器」でしょうか？　僕もFMHに入ってからこのセットにしたんですが、解説本が出ているという事を知らなかったので、どこをどう設定していいのか分からなくて大変苦労しました(^^;。
>恥ずかしながら私の不安神経症には「がん恐怖」もあったんです。

あ、これは僕も23歳の頃ありました。僕の場合は「肺がん恐怖」でした。

∨3回目の胃カメラをやりました。

すごいですねえ(^^;。僕は、胃カメラや胃のレントゲンでもパニック発作を起こしてしまって、それ以来、もう絶対にヤダ！　と思って胃カメラは避けています。まあ、今は胃の調子は悪くないし……。

∨この日記のお陰と、主治医、FSKYM（総合医療フォーラム）の医師∨との会話で、内視鏡検査を受ける勇気が出ました。そして、結果はシロ。

うさきさんは「行動の人」ですね（レッテル貼りかしら(^^))。

なんにしても、大きな不安が一つ消えて良かったですね(^^)。

∨それと、「認知の歪み」には各々の特徴がでますね。

やっぱり「癖」みたいなものなんでしょうね。僕は、他には「EQ（感情値数）」という考え方が役に立ったんですが（僕の場合、エゴグラム分析だと〝良い〟成績になってしまうんですが、EQだと見事に問題点が出て来たのです）。生まれや育ちや、その他の事で性格が作られていきますから、認知の仕方にも特徴が出るんでしょうね。僕もおおよそ、うさきさんと同じ傾向かな？

∨合理的な考えはまだ苦手ですが、練習が必要なのでしょう。

なるべく大したことない問題で「歪んだ考えの日常記録」をやったほうが、結果がプラスにできるので楽しいですよ(^^;。自分が大きな問題だと思っている事では、やっぱりマイナスは減らせても、プラスにはなかなかなりませんでした。まあ、簡単にプラスになってしまうくらいなら、そんなに悩まないですからね（笑）。

＞それから、「しかし－反論法」もやってみました。

あ、これはまだ試していないんですが、たぶん、僕にも大切な方法だと思います。僕も「でも、でも」って考えるクセがありますので。

＞認知療法って、ダイエットに似てませんか？

ダイエットした事はないので分からないけど(^^;、僕は「ボディービル」に似てるかもと思いました（ボディービルもやった事ないけど(^^;)。方法論がはっきり提示されている所が気に入りました。

＞……「たとえ」が男性と女性でこうも違うか（笑）。

何かの実験（？）で、3歳くらいの男の子を集めて、同じ歳くらいの女の子達の写真（か実物）を見せて選ばせてました。すると大人が見ても「可愛い女の子」を選ぶんだそうです。性的な事なんかまだ全然な年齢でも、すでに審美眼が大人の男性と同じ……（？）。これは、結構驚きな結果だったようです。男ってば……(^^;;。

＞言わないだけで、神経症やうつの人、いっぱいいると思います。

結構いそうですよね。これからは「精神疾患のカミングアウト」が流行したりして……(^^;。ま、冗談ですけど、有名人がこれやってくれると、随分と住みやすい社会になるかもしれない。少なくとも、偏見は減りますからね。

『6秒間でストレスがとれる！』は、母親がどこかから買って来たんです。それも、僕の事とは全く無関係に……(^^;。それをたまたま読んでみたら、結構使えたと。多分大きな本屋の「実用書、文庫本コーナー」みたいな所を捜せばあるのでは。でも、この本に載っている「ＱＲ」という方法は、やり方自体は単純ですが、認知療法よりは難しいです。うさきさんは、確かヨガをやられていますよね？　だとすると、この本は大して重要ではないかもしれません。どこかで偶然みつけたら……、程度だと思います。

僕のほうは今、「一歩ずつ成長へ」法を始めました。というのも、僕の性格の根本に「一気に片付けてしまいたい。華麗なる大逆転をしたい」という完全主義の悪い部分がありまして(^^;、まあ「全てか無か」と「すべき思考」なんですけど。これが、あまりに幼い頃から染みついてしまっているので。

計画を立ててその通りに出来たためしがないんです。それは、あまりに「理想的」な計画を立ててしまうからなんですね（笑）。これは画期的だ！　と自分では思って始めるんですが、すぐに息切れしてしまう。2月に離婚してから狭い部屋に移ったんですが、「男やもめに蛆が湧く」になるのが嫌で、できるだけ素敵で、寝ても起きても快適な部屋にしようと考えたんです。

ところが、今回も、頭の中の理想的なイメージだけが先行して、実際には遅々として「気持ちの良い部屋」にならない……(^^;。

それで、本にも載っていたように「物事を制限時間を決めて細切れにやる」方法を試したんです。なんの事はない、単なる部屋の掃除なんですけど（爆）。

例えば、１６時３０分～１６時３５分「床の上のゴミを片付ける」。１６時３５分～１６時４０

分「自由時間(^^;」。16時40分～16時45分「床だけに掃除機をかける」、という具合に。

散乱した部屋を眺めていると、掃除して綺麗になるまでがとてつもなく遠く思えて取りかかれなかったのが、これをやったら、とにかく少しずつでも綺麗になるわけです（あまりに当たり前なんですが）。おかげで、理想像からは遠いけど、とりあえず綺麗で快適にはなりました。で、次に、これは自己流なんですが、一週間の行動予定表を作ったんです。これは、一日に一つの事しか「やるべき事」がない予定表で、例えば、ひどく落ち込んでいる日は、「それさえやったら、後は一日寝ていても良い」というのがルールなんです。今までは、落ち込みがひどいとやる事が非常に負担に思えて、結局「一日何もしないで終わる」という事も多かったんですが、それを「一つだけはやる」という風に変えたわけです。

もちろん、調子が良い日には、3つでも4つでも出来ますが、今回は、「どんなに調子が良くても、特別な事情がない限り、他の日の予定までこなしてはイケナイ」というのがルールです。どうも調子が良いと一気にやり過ぎたりしますから。これも本に載っていた、短時間での「制限時間法」を一週間に拡大したわけですが……。

もう、本当に幼稚園児の生活習慣のしつけみたいな世界ですが(^^;、実際に出来ていないんだから、しょうがない（笑）。考えてみたら、生きていく事は「前回の続き」の連続で、「はい終わり。では次」ではないんですよね。

今までは、どうしても一つの事をきっかり終わらせて（しかも結果は必ず、画期的で満足感が得られなければならない(^^;、それから次の事に取りかかりたい奴だったんですが、そんなにいつも画期的な結果は望めないわけで（これは、痛い程実感させられていたのですが）、結局、慢性的な飢餓状態（満足できない、これでは足りない）に陥ってやる気が無くなるか、やり過ぎてエネルギーが無くなるかという人生だった気がします。

ま、そんなわけで、今は幼稚園からやってます(^^;;。

それでは、また(^^)/。

うさき（97年8月13日）
「精神分析療法混じり」

ピーターさん、ごぶさたしました。こん@@は。

私も早寝早起きを志しています。が、平日の夜に仕事をしているカレが週末にうちに来るので、どうしても週末だけはカレの生活リズムに合わせて夜更かししてしまいます。それでも翌朝は自分だけ午前中には起きる事にしてます。

＞『うつを生かす』は読んでいないのですが、どのへんが
＞違うんでしょうか？　より、日本人向けなのかな？

それは言えますね。まず、『いやな気分よ……』より本が薄い(^-^)。行間も広く読みやすい。翻訳ではないので、例えば表題や、定義の言葉がわかりやすい。著者の大野裕氏はペンシルベニ

ア大学医学部留学のご経験があるので、D・D・バーンズ氏、ベック氏からの流れを研究された方と思います。

「ベックの抑うつ尺度」「週間活動スケジュール」などはもちろん、「歪んだ考えの日常記録」は「思考－感情記録ノート」となって載っています。症例も載っています。

認知の歪みについては、言葉で定義せず、「……のようなこと」と、かみ砕いて説明してあります。しかも5項目にまとめてあります（『いやな気分よ……』の訳者も、定義の訳に苦労したようなことを書いてましたね）。

ですが、具体的なやり方、特に『いやな気分よ……』に一覧表になっている「自己活性法の概要」に書いてあるような、自分でできる実践方法の紹介は少ないです（ちなみに「怒り指数」の項はありません）。

私はこちらを先に読んだことと、大野氏の別の著作をその直前に読んでいたこともあり、今、再度読んでも入りやすいです。『いやな気分よ……』も、翻訳ものにしてはわかりやすい本ですが。『うつを生かす』は、入門書といったところでしょうか。

＞僕も23歳の頃ありました。僕の場合は「肺がん恐怖」でした。

どうやって克服したんですか？　私はこの先も、胃の調子が悪くなるたびその恐怖に陥るのではないかと、まだ不安なんです。

＞うさきさんは「行動の人」ですね（レッテル貼りかしら(^^))。

レッテル貼りですか、アハハハ……。「行動の人」なのかなあ、だといいんだけど……。

＞（僕の場合、エゴグラム分析だと〝良い〟成績になってしまうんですが、EQだと見事に問題点が出て来たのです）。

＞ごめんなさい（最初に謝っとこ）、EQも、エゴグラム分析も耳にしたことはあるんですが、どういうものなのか知りません。気が向いたら教えてください。その文献など……。

＞僕も、おおよそ、うさきさんと同じ傾向かな？

「うつ病」ではなくて「神経症」ですからね、お互いに（笑？）。

＞3歳くらいの男の子を集めて、同じ歳くらいの女の子達の写真（か実物）を見せて選ばせてました。すると大人が見ても＞「可愛い女の子」を選ぶんだそうです。

3歳にして、すでにマスコミに踊らされてるな？　いやいや、「美」に対しての感性は、その国の文化や国民性がずいぶん反映されると思いますが、その話はちょっと聞き捨てならないですねえ……。

ピーターさんに対して怒ってる訳じゃないですよ、もちろん。だから気にしないでくださいね。私、「でかい」「でぶ」「かわいくない」という言葉に敏感なもので。多感な頃、そう言われてすごく傷ついたことを、今、思い出しているのですが、けっこうそれが、食べること、食べられないことに微妙に影響しているようなんです。過食、拒食に悩む女の子ほどひどくはありませんけれど。まあ、こちらもマスコミに踊らされてるってことなんですけど。あ、マジになっちまいました。聞き流して下さい(^^)。

Vうさきさんは、確かヨガをやられていますよね？
Vだとすると、この本は大して重要ではないかもしれません。

幸い、もう1年近く大きなパニック発作はないんです。毎日の「予期不安」がつらいだけで済んでます。そういう時は、とにかく寝てヨガの腹式呼吸をして落ち着く、確かにそれはやってます。まだ初心者なので時間はかかりますが……。

オリジナルの「一週間の行動予定」。一日にひとつだけこれをやったら後は寝ていてもいい、ひとつだけやろう、ふたつ、みっつできそうでも無理はしない、という計画は私にも参考になります。

私は今まで、忙しければ忙しいほど「バイトで失敗して人に後ろ指さされないように」とか、「部屋をきれいにしたい」「食事は手作りしたい」「毎日髪の毛を洗いたい」「どんなに疲れていても笑顔を絶やさない、文句言わない」と、完璧主義になってました。時間的にも体力的にも物理的にも無理なのにね。

それが無職になり、芝居も休んでいる現在、やっと休むことに慣れたせいもあって、部屋の整理も洗濯も適当にやってそれでいいやと思えるようになり、夏なのに平気で着替えないで寝てしまったり、限られた相手ですが、愚痴だらけの手紙を出したりできるようになりました。

やはり、一日にひとつ、なにかやれたら後は無理しない、でも、ひとつでいいから何かしよう、と思っているようです。食事日記と認知療法ノートは別々なのですが、どちらにも、思いついたこと、今日できた良かったことなど書いています。カレが週末に来てダラダラしていても、例えばふたりでオセロ（古い）をやったことだけでも、「今日、やれたこと」に入れてしまうのです。テレビをつけっ放しにしなかったこと、さえも。暑くなる前は「散歩」もそのひとつでした。ななにも仕事めいたことじゃなくてもいいんだと私は思います。

この頃少し進歩があって、電話に出たり、かけたりできるようになったんです（「歪んだ考えの日常記録」の成果か）。で、今日、芝居の先輩と仕事の話もあって、電話で打ち合わせて、うちの近所まで来てもらい、喫茶店で会うことができました。芝居の話、病気の話、2時間近く話しました。それも「今日できたこと」のひとつです。

私のカレは学生の頃、ノイローゼで登校拒否になり、大学を中退した人です。そして、大学で専攻していたこととは全く違う心理学の本を読みあさったそうです。

芝居をセラピーに使うことがあるのはご存じですよね。役者の訓練の一番最初にもやることがありますが、エチュードというやつで、集中できる環境（例えば薄暗く、静かな音楽などの流れる）で、目をつぶり、何かになってみたり、思い出してみたりするんです。

「あなたは子供です、かわいい小犬を飼っていてたいへんかわいがっています。ある日、小犬が風邪をひきました」—（間）—、「小犬は死んでしまいました」—（間）—。

これだけで人によっては、その世界に入り込んで子供のように大泣きする人もいます。「かわいそうでした」と客観的に感想を述べるだけの人もいれば、何も浮かばずむしろ不快になる人もいます（私はこのタイプ）。

何かに似ているでしょう？　精神分析療法です。

カレは病院が嫌いなせいもあって、当時そういうところの講師だった人に誘われて自分のことが何かわかるかもしれないと門をたたき、セラピー演劇教室へ行ったとのこと。そこで、自分の幼少時代の記憶の間違い、すり替え等に気づいて、気が晴れたと言います。それからカレは、演劇そのものに興味を持ち、セラピーのほうはやめました。ともあれ、役者って確かに自分の過去（現在も一瞬一瞬、過去になる）からいろんなものを捜してそれを元に、表現（創作）するものかもしれません。

前置きが長くなりましたが、カレは私の神経症に理解があり、よく目からウロコが落ちるようなことも言ってくれます。そして、何度か私の話を聞くうちに、その方法を用いて自分の心に引っかかっていることを洗い出してみたら、と言うのです。

認知療法とはだいぶ違いますよね。第一、そんなこととして解決していない問題を表に出したら私は取り乱してしまうと言ったんです。そうしたら、「その時、取り乱したかったのにそうしなかったから、まだくすぶっているんじゃないの？」と言われ、「すっきりするかもしれないよ、取り乱してみたら？」と、追い打ち。

私は、精神分析療法と認知療法が並行して成り立つのか分かりませんが、精神分析療法にではなく、芝居のエチュードのようなことを神経症を治すために使うことに、抵抗があるのです。

何を言いたいのかよくわからなくなってきましたね。考えてから書いたつもりだったんですが……。でも、「心にひっかかっていること」は一度浮かんでしまうと、またそのままおとなしく心の奥底に戻ってくれません。だから、一度、カレの言うように「取り乱して」みようかと思っています。
結果は、乞う、ご期待。また報告します。

ピーター（97年8月16日）
「RE：精神分析療法混じり」

うさきさん、こちらこそ、ご無沙汰です(^^;。
>私も早寝早起きを志しています。
なんかねえ、やっぱり良いみたいですよ、夜寝て朝起きるというのは。僕は、またちょっと遅寝遅起きになってしまってますが、体調が悪くなりますね（当たり前）。それで、もうだいたい生活時間パターンを試すのは気が済んだから、やっぱり朝起きの生活にしようと思ってます。
>まず、『いやな気分よ……』より本が薄い(^-^)。行間も広く読みやすい。
じゃあ、うつ（神経症の抑うつ状態含む）の酷い時は、まずこれから読んだほうが良いですね。
>ですが、具体的なやり方、特に『いやな気分よ……』に一覧表に
>なっている〜自分でできる実践方法の紹介は少ないです
>（ちなみに「怒り指数」の項はありません）。
ああ、やっぱり日本人向けですね。実際には認知療法も専門家の指導を受けながらやったほう

が良いと思うのですが、『いやな気分よ……』のほうは、ちょっとオキテ破りなくらい具体的な方法が載ってますね。実用の国アメリカ（?）らしいなあ……、という感じで。最近よくアメリカのアイデア商品（というのか?）の宣伝番組をやってますよね? ああいうのを見ると、アメリカ人というのが、いかに道具（とその思想）に頼る連中かというのが、良く分かります。確かに「新しい計算（暗算）の方法」なんてのも商品として宣伝していた(^^;。『いやな気分よ……』も結局それと同じノリだなあと思いました（笑）。確かに使えるけど。

＞どうやって克服したんですか? 私はこの先も、胃の調子が悪くなるたび

＞その恐怖に陥るのではないかと、まだ不安なんです。

え～と実は、克服したのではなくて、単に忘れたという……。僕の場合、心身症っぽい所は、大昔からあって、一番最初は小学校低学年の頃から虫垂炎恐怖で、右下腹部が時々痛くなってたんです。それで5～6年悩んだ。その後は、なぜか蓄膿症になって(^^;。これは、漢方薬で2年くらいで治って。そうしたら胃潰瘍になって(^^;。これも薬で治って、その次は心臓が痛くなって(^^;。実際にはパニック発作だったんですが、検査したら「右脚ブロック」という診断をされて……。

で、23歳の頃、食欲はないし夜中に苦しくて目が覚めるし不安が大きくて（今考えると、これもパニック症状ですね）、ほら、息がつまる感じがするじゃないですか、発作の時って。それで、肺がんではないかと……。以前に胃カメラで苦しい思いをしてたから肺の内視鏡は絶対に嫌だったんですよ。肺のほうだと、たまにショック死する人もいるらしいんで。結婚したばかりの頃で、

死にたくないし、検査で死ぬのは嫌だった。でも、結局その時は、かみさんが協力してくれて、だんだん健康になって、それで忘れました。もう、10年たったし……、今は平気でタバコ吸っていますから(^^;;。こういうのは、根本は全部心のほうから来ていたと、今は思います。

ＦＭＨに来ている人達って、意外に身体のほうは大きな病気は無いと思いませんか？　たぶん、それは、心のほうが大変な事になっている分を、身体が頑張って大きな病気にならないようにしてくれている部分もあると思うんです。身体がサバイバルしてくれているんではないかと……。僕も、去年心がボロボロで、食事も睡眠も滅茶苦茶だったわりには、身体のほうは病気になりませんでしたから。

長くなってしまいましたが、うさきさんの場合、とにもかくにも、検査をして、今の所、胃自体は大丈夫だと分かったわけですから、今のうちに、心の状態を整えておくのが一番ではないでしょうか？　心の状態が違えば同じ体調が悪くなっても、むやみに恐怖に陥る事は無くなるのではないかと思いますけど（かなり無責任な意見ですが……）。

＞「行動の人」なのかなあ、だといいんだけど……。

僕は、こうやって、メールでは偉そうなこと書いてるし(^^;、心のほうに関しては、自分でも前進してると思ってますが、でも、実生活のほうはといえば、うさきさんのように、状態を見ながら公演を成功させるなんてことはまだとてもとても(^^;、ですし、せいぜい一週間の予定を決めてそれをやり始めた程度ですから……。

＞気が向いたら教えてください。その文献など……。

去年、運良く自殺を回避して、ＦＭＨに来て、抗不安剤を飲みながら、自己流でリハビリを始めて……、ＦＭＨで「ＥＱ」とか「エゴグラム」なんて言葉を知って、今年のはじめに、やっとコンビニに入れるようになった頃、書籍コーナーで見つけたのが、

『こころの知能指数　ＥＱテスト　本当の自分をさがす本』　袰岩奈々監修　ＫＫベストセラーズ「ワニ文庫」

という本でした。たかがコンビニに並んでいたような本ですが、これが意外に役に立ちました。異常とか正常とかではなくて、「心の適性」みたいな考え方だったんで。救いだったのは「ＥＱは変えられる」と書いてあった事です。もっとも、具体的な方法は曖昧にしか書いてなかったです。その本に書かれていなかった「具体的な方法」、それが「認知療法」でした。

「歪んだ考えの日常記録」を付け始めてすぐに、ＥＱのテストを再びやってみたんですが、驚くほど高くなってました。今年のはじめごろにやった時は惨憺たる結果だったんですが……。これが随分自信に繋がりました。

エゴグラムのほうは、書籍ももちろんあるでしょうが、Ｍａｃのハイパーカードスタックが、ニフティに登録されています。go file find して、マッキントッシュの所（3だったかな？）を選んで、2のファイル名を「Egogram」にしてファイル一覧（Lだったかな？）すれば、見つかると思います。もし、うまく見つからなかったら、バイナリーメールで送ります。ハイパーカード（プレイヤーでも可）は、ありますよね？

ただ、これは僕の勝手な憶測ですが、エゴグラム分析よりＥＱのほうが自分の精神的弱点や、

良い面がより具体的かつ実用的に分かる気がします。

>「美」に対しての感性は、その国の文化や国民性がずいぶん反映されると
>思いますが、その話はちょっと聞き捨てならないですねえ……。

ええと、もしかすると、ここから先は、もっと聞き捨てならない論理になってしまうかもしれませんが……。実は、その実験を行った人達が驚いたのは、文化や国民性で出来上がると思われた「好み」とか「美的感覚」が、どうもそれ以前の「本能」的なものに根差しているのではないか、少なくとも、その可能性が、今まで考えられていたより遥かに高いらしいという事だったんです。もちろん、3歳にして、すでにマスコミに毒されているという分析も出来ますけどね(^^;。

え～と、何が言いたいかというと、もちろん人間の価値観というものは育ってきた環境や経験から作られるものですが、最近分かってきた事として、例えば、生まれながらに「活動的な赤ん坊」と「非活動的な赤ん坊」というのがあるらしいんです。また、男脳と女脳が違うなんて事もありますよね？ う～ん、例えば、昔は「おかま」とか「同性愛者」ってのは「環境によって生まれる変態」だったわけですが、最近の性同一性障害という考え方のように、生まれつきの性に対して、ずっと違和感を持ちつつ生きてきた人達とか、こういうのを調べると、どうも「環境」要因とは言い切れなくなってくると……。

で、僕自身は、どう考えているかと言えば、人間も、自分達で思っているよりは、はるかに「本能的」なものに強く支配されているのではないかと。一気に書くと異様に長くなりますから、また、おいおい書くと思いますが、心の病気に対する偏見には、基本に本能的なものがある気が

します。

で、ちなみに僕は、若い頃はスリムで美形な女性が好みでしたが、結婚して（離婚しましたが(^^;) からは、外見的な女性の好みは180度変わってしまいました。元かみさんは、スリムでも美形でもなかったんですけど、もう、惚れに惚れまくりましたから（でも、離婚になったけど(;_;)。以後は元かみさんに似たタイプの人が好みになってしまいました。もっとも究極的には、外見なんか何の役にも立たない（まあ、鑑賞用とか(^^;;) という事を思い知りましたから、今はどうでも良くなってしまいましたが。

ただ、こういう問題とは別に……、
>多感な頃、そう言われてすごく傷ついたことを、今、思い出しているのですが、
>けっこうそれが、食べること、食べられないことに微妙に影響しているようなんです。
これは、あるでしょうねえ……。ダイエットのために、お腹に寄生虫を飼うなんて人もいる時代になってしまいましたからね。まして、うさぎさんは「女優」なんだし、外見のことを気にするなというほうが無理ですよね。こういう部分は、女性は異様に大変ですよね。男の場合、チビハゲデブと3拍子そろっていても、経済力さえあればみたいな所があって、まあ、逆に経済力に劣る男はつらいわけですけど。
>幸い、もう1年近く大きなパニック発作はないんです。
>毎日の「予期不安」がつらいだけで済んでます。
あ、そうなんですか。僕の場合は、セディールが予期不安には異様に効きまして、飲んでさえ

いれば平穏です。でも、発作と広場恐怖には効果がない薬なんで、どうにもならないような酷い発作はないけど、軽いのは度々あります。セディールは最近の薬なので、精神科、神経科だと、処方してくれる所はまだ少ないかもしれませんが、これを飲んで驚いたのは、5時間くらいしか効き目が続かないいんですが、切れてくると途端に思考がマイナスになるんで、すぐ分かるんですよ(^^;。僕がある程度楽にプラス方向に考えられるのは、セディールのおかげが大きいかも知れません。

>で、電話で打ち合わせて、今日、芝居の先輩と仕事の話もあって、

>うちの近所まで来てもらい、喫茶店で会うことができました。

あ、やっぱり行動の人だ。僕はまだ、喫茶店には行けません。といっても、近所に喫茶店、無いんですけど、うちの地元って(^^;。

>「すっきりするかもしれないよ、取り乱してみたら?」と、追い打ち。

>私は、精神分析療法と認知療法が並行して成り立つのかわかりませんが、

認知療法だけが、唯一の回復する方法ではないし、彼がその方法のエキスパートなら、やってみる価値はあると思いますよ。それに、認知療法と矛盾はしないと思います。『いやな気分よ、さようなら』の三一七頁に、「嘆きの方法」というのがちらっと書いてありますが、うさきさんがやろうとしているのは、それをより具体的にした形ではないでしょうか?

と、このメールがお手許に届く頃には、うさきさんは、すでにそれを試された後なのですねえ。

……どんな感じだったのでしょうか?

おっと、今回はまた長くなってしまいました(^^;;。スイマセン。

それでは、また(^^)/。

うさき（97年8月20日）

「精神分析療法混じり、その後」

ピーターさん、こん@@は。

このところ会議室には来られませんね。認知療法に専念しておられるのかな？　それとも、風邪でも？

元気に認知療法その他、やっておられるのなら別にFMHに来なくたって全然構わないんですけど。関東地方は昨日までかなり涼しい日々でしたが、ピーターさん、関東ですか？

>それで、もうだいたい生活時間パターンを試すのは

>気が済んだから、やっぱり朝起きの生活にしようと思ってます。

アハハ。試すのが好きなんですね！　私も基本的には早寝早起きをなんとか守っています。お酒もやめたし、これで煙草さえやめられれば……。

>じゃあ、うつ（神経症の抑うつ状態含む）の酷い時は、

>まずこれから読んだほうが良いですね。

そう思います。正直言って、1、2時間で読めます。でもね、『うつを生かす』も『いやな気分よ……』も、読んでる人けっこういると思いますけど、なかなか実行できないんですよね、ひとりでは特に。あ、7番にBさんがダブルカラムの練習を書いておられました。私もひとつレスつけました。

∨実際には認知療法も専門家の指導を受けながらやったほうが良いと思うのですが、同感。

∨アメリカ人というのが、いかに道具（とその思想）に頼る連中かと～

∨『いやな気分よ……』も結局それと同じノリだなあと思いました（笑）。

∨確かに使えるけど。

なるほど。でも、ひとりでできる本として書かれたとはいえ、日本に比べて専門家も多いんでしょうねえ。日本では、地方の人なんか、精神科病院が近くになくて困ってる事が多い。だけどアメリカなんか、もっとたいへんでしょうね、専門家の数の国民一人当たりに対する比率が多いにしても、なんせ、広いから。

∨実は、克服したのではなくて、単に忘れたという……。

それって、非常にいいことじゃないですか！　でも、紆余曲折があられたんですね、忘れるまでに。私も虫垂炎恐怖がありました。実際、3年前に虫垂炎の疑いで入院して、薬で散らしたので、今でも塞がった盲腸を持っています。が、胃が怖くなってから虫垂炎恐怖はすっかり忘れてまして、自分でも苦笑してしまいます。大学受験前も息ができないとかいって、病院いきましたよ。心音図とかいうの取って、半年に一回くらいやれって言われたけど、その後やってない。
>ＦＭＨに来ている人達って、意外に身体のほうは大きな病気は無いと思いま
>せんか？　たぶん、それは、心のほうが大変な事になっている分を、身体が頑張って
>大きな病気にならないようにしてくれている部分もあると思うんです。
てつのしんさんもそう言ってますね。疲れたりして体が危険だから、それを知らせるために神経症になるって説があるらしいって。私、それ、すごく納得。うつの場合は少し違うのかなあ、でも、その要素あると思うなあ、うつも。
>今のうちに、心の状態を整えておくのが一番ではないでしょうか？
>心の状態が違えば同じ体調が悪くなっても、むやみに恐怖に陥る事は
>無くなるのではないかと
ありがとう。その通りです。まだ、胃は弱いけれど、だいぶごはん食べられるようになってきたんですよ。食後の薬はまだ欠かせないけど、「大丈夫」って言い聞かせて。そのうちその「言い聞かせ」が自然になくなれば、もう、ほとんど普通の暮らしができるんじゃないかと、思うんですが。
>うさきさんのように、状態を見ながら公演を成功させる
>なんてことはまだとてもとても(^^;、
でも、つらかったし、薬飲んでましたから集中できないし、状態はやはり悪くなりました。引き受けた仕事、倒れるわけにはいかないと、「完璧主義」の塊になってましたし（笑）。やっぱり、

完全に休みに入ったのが6月で、「休む」ことに慣れたのがやっと最近ですからね。この休みは必要だったんですよ、本当はもっと早くから。

∨せいぜい、一週間の予定を決めてそれをやり始めた程度ですから……。

ピーターさんもそうだったんだと思いますが、「やる」ことには慣れていても「やらない」ことに慣れていないので、時々何も「やらない」時間があっても良いようにも思います。「やらないこともやれる」みたいな。そうなるとずいぶん楽になれますよね、「やらない」自分を責めなくなるから。

∨去年、運良く自殺を回避して、

そんなにつらい時があったんですか。良かった、こうして今お話しできて。本当に。

∨「本能」的なものに根差しているのではないか、少なくとも、その可能性が、

∨今まで考えられていたより遥かに高いらしいという事だったんです。

∨どうも「環境」要因とは言い切れなくなってくると……。

∨心の病気に対する偏見には、基本に本能的なものがある気がします。

ますます聞き捨てならない……、くないです。「本能」というのはとても興味深いものですよね。どこまでが本能で、どこからが生まれてからの環境などに左右されるのか、それこそ医学や社会学、心理学の最先端の人達が研究しているのでしょうね。

∨元かみさんは、スリムでも美形でもなかったんですけど、

∨もう、惚れに惚れまくりましたから

元奥さんを知りませんから、美形かどうかはおいといても、惚れに惚れまくったのはなぜかと言われても、明確には答えられませんよね、それこそ、本能をするどく刺激されたのかも知れませんね。しかし、ピーターさんも、惚れに惚れまくられた元奥さんも幸せな人だなあ。一生に一度でもそういう相手に巡り会えるって、財産ですよ、人生の。たとえ、離婚されたにしても。だからこそ、つらかったと思うけど。

>まして、うさきさんは「女優」なんだし、じょゆーなんていう以前の中学生くらいからすでに嫌でしたね、「でかい」、「かわいくない」。敏感でしたよー、その言葉には（今も）。

>男の場合、チビハゲデブと3拍子そろっていても、経済力さえあればチビとデブは限度を超えていたら、たとえ大富豪でもヤです！

>逆に経済力に劣る男はつらいわけですけど。

私は自慢じゃないですがいつも、ハゲそうな貧乏男のことを好きになってましたね。……私がとくべつか？

>僕の場合は、セディールが予期不安には異様に効き～

>酷い発作はないけど、軽いのは度々あります。

私も、ほんの1ヵ月くらい前までは軽いのはありました。このところ、軽いのも減りました。薬はソラナックスとメイラックスで、よく眠れます。でも、セディールほど予期不安には効いてないと思います。

＞5時間くらいしか効き目が続かないんですが、切れてくると途端に思考が
＞マイナスになるんで、すぐ分かるんですよ(^^;。

鎮痛解熱剤と同じですね。私は毎月飲まないといけない市販の鎮痛解熱剤があるんですが、飲んで20分で効き始め、4時間でぴたっと切れます。

＞僕がある程度楽にプラス方向に考えられるのは、
＞セディールのおかげが大きいかも知れません。

薬は、初めはないとだめですね、ほとんどの場合。私は早くせめて頓服にならないかと思いますが、まだまだ続くこと、すでに覚悟しています。精神的依存ですね。でも、しかたありません。

＞と、このメールがお手許に届く頃には、うさきさんは、すでにそれを試さ
＞れた後なのですねえ。……どんな感じだったのでしょうか?

実際に試したのは一昨日です。まだやりたてのホヤホヤです。

心にひっかかっていたことをまず自分で認めるのにつらく、それを口に出すのがまたつらく、あまりに子供じみたその内容に苦笑もし、そして、どうしようもないことがこの世にはあるんだという当たり前のことに改めて気づいて、涙も出ました。でも、ある程度予想していたので、そんなに取り乱しませんでしたよ。

ただ、心が少し、ほっと力を抜いた分、寂寥感というか、しみじみと悲しくてまた新たな疑問も湧きましたが、それも耐えるしかないんだなと思います。

どんなにばかばかしいことでも、それが自分を苦しめているのならそれを自分で認めて、でき

れば吐き出して泣きたければ泣く、怒りたければ怒る、それはある程度は必要なことのようです。全てを我慢しなくちゃ、大人なんだから、なんて思う必要はない。やはり「完璧主義」や「先読みの誤り」なんかがそれを疎外しているのでしょう。

5番の「独り言」で、書いてます。

おっと、もうすぐAM2ですよ！　いかん、いかん。

私も行動の人と言われつつも、調子に乗って焦らないようにします。ピーターさんもマイペースでね。

ピーター（97年8月22日）
「まあまあ元気ですよ(^^;」

うさきさん、こん★★は(^^)/。
>このところ会議室には来られませんね。認知療法に専念しておられるのかな？
>それとも、風邪でも？
ほんの一瞬カゼひきかけましたけど、大丈夫です(^^)。

会議室のほうは、実は書くことが無くて。それと、インターネットのほうでメールのやりとりがあったりして結構忙しくて、それで今はROMになってます。う～ん、レスしたい書き込みは結構あるんですけど、認知療法始めてからは、以前と違う見方になってしまって……。どうしても認知療法的アプローチのアドバイス的なレスしか思いつかない。だけど、今の僕の力では、100行くらいではうまく書けないので、結局書かないという結果になってしまってます。『いやな気分よ、さようなら』があれだけ厚いわけが分かったような気がします。
>ピーターさん、関東ですか？
はい、僕は「埼玉県民」です(^^;。
>『うつを生かす』も『いやな気分よ……』も読んでる人、けっこういると
>思いますけど、なかなか実行できないんですよね、ひとりでは特に。
FMHでは「推薦図書」(笑)になっているし。

僕が手をつけやすかったのは、かえって通院したり、カウンセリングを受けていないからかな？　親戚に精神科医がいるんだけど、そこにすら通院出来ないので、困っていたんですよ。薬は幸い手に入るけど、僕の場合、実はかなり症状を「こじらせ」てしまったと思ってるんです。

最初の発作が小学生の時で、その発作とは関係なく、中学の時、日本では当時まだ珍しかった「登校拒否」をやりました。親が半狂乱になって、心療内科のお世話になり、催眠療法もやった。でも、受けたカウンセリングは「ふんふん」って聞いてるだけで、なんなんだろう？　って感じだったし、催眠療法では「心の殻が固すぎて手に負えません」ってサジ投げられてしまって。心療内科の先生は、「お宅のお子さんはしっかりしているから大丈夫」と言ったそうです。その頃に胃潰瘍になり、胃のレントゲン検査の時も発作起こしました。その後、登校拒否に陥った進学校

から離れて、地元の中学で2度目の中学3年生を過ごしました。だから、中学の修学旅行に、僕は2回行ってるんですよ(笑)。その後は全部一年遅れだから、僕の友人はほとんど一学年下の奴らばかりなんです。でも、その地元の中学がすごく良い雰囲気で、僕は生き返りました。ただ、根っこの問題は、解決していなかったんだなあ……。それに気が付いたのは最近だけど。

そんなわけで、僕は、中学の頃に、心療内科、カウンセリング、催眠療法、etcと、一通り経験してしまってるんです。「精神安定剤」を飲み始めたのが、14歳です。だからちょっと「精神医学不信」があるかもしれません。もちろん今は、当時より遥かに治療法なんかが進んでいるだろうとは思いますけどね。あ！ 僕が森田療法に最初から気乗りがしなかったのは、それもあるかもしれない。古い療法への懐疑があるんじゃないかな。認知療法にひかれたのは「新しい」アプローチだという部分がかなりあります。結構、古くからの療法を批判したりしてるでしょう？ 本の中で。僕は「うんうん」とうなずきながら読んでましたから。僕はずっと、自分の考え方や、やってきたことは正しいと思って来たんですけど、それが実は間違っていたことをはっきりと「具体的に」指摘してくれたのは、あの本が初めてだったんですよ。

で、僕は自分の問題を、最初は「AC(アダルトチルドレン)」という言葉に求めたんです。だから、FMHに入ってすぐに、19番会議室を読みまくりまして、『インナーチャイルド』と『アダルトチルドレンと家族』という本をすぐに買って。だけど、途中から、何か違うなと感じ始めて……。「過去の掘り起こし」作業は自分なりにはやりましたが、ごく幼少の頃のアルバムを引っぱり出して写真の自分を見ると、「天真爛漫」な子供しか写っていない。実際、ごく小さい頃には、そんなに不幸な出来事はないんですよ。僕のトラウマは、あえて言えば「学校」かな。だから僕は自分の事を、一時期「後天的ＡＣ」なんて称してましたけど(^^;。

「過去のトラウマ」は、まあ、もちろんまだ未解決な部分もありますが、今年のはじめくらいまでで自分の中ではほとんど片がついていました。だから自分だけで出来る範囲の「治療行為(?)」として、「認知療法」は最終的にたどり着いた場所、という感じがしています。そういうわけで、僕の場合、あの『いやな気分よ、さようなら』は、たぶん他の人に比べて、自分の中での比重が大きいんですよ。そんな背景があります。
>胃が怖くなってから虫垂炎恐怖はすっかり忘れてまして、自分でも苦笑して
>しまいます。大学受験前も息ができないとかいって、病院いきましたよ。
なんかこういうのって、次々に形を変えて出るみたいですね。僕の場合も、各種恐怖症だけじゃなくて、「むやみに身体がふるえて仕方ない」症とか、いろいろありましたよ。最終的にパニック発作に落ち着いたけど(^^;。
>「やらない」ことに慣れていないので、時々何も「やらない」時間があっても
>良いようにも思います。「やらないこともやれる」みたいな。
「やらないこともやれる」という考え方は、良いですね(^^)。グッドタイミングでこの言葉と出会えました。実は嬉しくて少し飛ばしすぎて、ちょっとリバウンドが来てしまった今週のはじめだったんです(^^;。
>どこまでが本能で、どこからが生まれてからの環境などに左右されるのか、

＞それこそ医学や社会学、心理学の最先端の人達が研究しているのでしょうね。

僕は、ずっとこれが気になっているんです。というのは、例のＳＳＲＩによって、昨日までうつで自殺を考えていた人が、まるで元気になってしまうとか……。

例えば「感情」というのは、非常に人間的な、高度なものだという常識がかつてはありましたよね？　実際に、理性よりも感情を重く見る人達も多いです。つまり、「感情を信用する。なぜなら、感情には嘘や偽りがなく、本当の気持ちだから」というものです。ところが、（認知療法もそうですが）脳の研究によって感情も、「考え＝脳の化学反応」の結果だという一面が分かってきた。なんとなく感情って、「考えるプロセス」なしに「心の奥底」から出て来るみたいな気がしてたけど、どうも違う。となると、人間が人間として人間らしく生きていくというのは、本当は、どんなものなのか？　認知の歪みと関係のない、本当の心の奥底から来る感情というのはあるのか（霊とかの存在の可能性も含めて）？　ということをもう一度探す必要が出て来る。僕らが、「これは素晴らしく大切なものだ」と思い込んでいるものの中には、単なる本能（バカにしてはいけないけど）だったという事もあるかもしれない。なんて事が気になるんです。

＞惚れに惚れまくったのはなぜかと言われても、明確には答えられませんよね、

半分は、答えられます(^^;。最初に元かみさんが、僕に惚れてくれたんです。それが何故かは知りません。なんか、今まで知らないタイプだったからというような事をあとで聞きましたが。僕は最初は冷静だったんです。僕の好みではありませんでしたから。といっても、僕はモテたためしのない男でして……。好感は持ってましたから、好きだと言ってくれた女性を振るはずがあ

りません。そんな始まりだったんです。で、僕は、「結婚して幸せに」という価値観をバカにしていた人間だったんです。ところが元かみさんが、そういう「幸せ」が本当にあって、しかも大変に「強い」幸せだという事をだんだんに教えてくれたんです。僕は、元かみさんから沢山の事を学びました。元かみさんと出会ったことで、昔の不幸はほとんど消えてしまいました。それまでは、世の中を斜に構えて皮肉を口にする事に生き甲斐を感じてたような男が、一人の女性と出会って変わったわけです。彼女はだから、僕の師でもあるのです。

彼女と過ごした数年間の間、生まれてこの方味わったことのない幸せに、僕は何度も泣きました。つき合い出してからは僕のほうがどんどん惚れ込んでいきました。過去、一目惚れしやすかった僕は、何度か大恋愛（大失恋）を経験してますが、それらのすべてが霞んでしまいました。そして女性に対する感覚も変わった。美的感覚もね(^^;。それと、元かみさんはピアニストだったんで、音楽の同志という部分もありました。別れた事は大変に痛かったですが、今でも大切な人です。

＞どんなにばかばかしいことでも、それが自分を苦しめているのなら、
＞それを自分で認めて、できれば吐き出して泣きたければ泣く、怒りたければ怒る、
＞それはある程度は必要なことのようです。

僕は一時期、なんだか酷くイライラして、でも何故なのか分からなくて、よくよく考えてみたら、腹が立ったのをその場で我慢してしまったような出来事が溜まっていた、というのがよくありました。昔は我慢が効かない奴だったのに、ある事情で、徹底的にかつ自動的に、感情を出さ

ないようにしてしまったんですよ。その事情は長くなりますから、またおいおい書きますね。でも、あれはいかんです。特に怒りは小出しにしないと。今年のはじめ頃に僕がやっていたのは、「都合が悪い時には断わる」事と、「怒っている事を相手に伝える」練習だったんです。

＞5番の独り言で、書いてます。

読みました(^^)。具体的な事は分かりませんが、つらい出来事だったのでしょうね……。

明日は親友の命日で、そして去年、僕が自殺をギリギリ回避した日です。なんとか、一年生きながらえました。そして、うさきさんとも出会えた(^^)。

これからも、よろしくお願いします。お互い、マイペースで(^-^)/。

うさき（97年8月27日）

「RE：まあまあ元気ですよ(^^;」

ピーターさん、お返事遅れてごめんなさい。カレが夏休みの5日間のうち、4日半もうちにいてくれたのですが、その間、知人に不幸があったり、カレの仕事が始まって独りになった途端に気分が沈んだりして、この一週間ほど、パソの前に座りませんでした。

他のメールや、FMHのレスもたまっちゃって、今日はちょっと気分がいいことがあったので、夜11時半から書き始めましたら、今、AM4を廻ってしまいました（あ、牛乳屋さんのチャリンコの音がする)。

ピーターさんにはゆっくりお返事書きたいので、詳しくは明日、書きますね。

親友の方のご命日も、ピーターさんの二つ目の誕生日も過ぎてしまいましたが、本当にこうして会えて、お話しできて良かった。私たちは本当にたくさんの人々に支えられて生きているのですね。そんな想いの今日この頃です。

ごめんなさいね、また、明日!

うさき(97年8月28日)

「改めて「療法」とは」

ピーターさん、昨日は失礼しました。ちょっといいことがあって興奮していたのか、夜更かししてしまい、ちゃんとしたお返事が書けませんでした。

私もFMH、一週間くらいROMオンリーでした。会話が続いている人もいるのですが、書くのがしんどかったのです。「~すべき」的になっているなあと思って、しんどい時は書かない!と先延ばしにしていました。

なぜしんどかったかというと、カレが夏休みで4日半うちにいてくれたので見たり書いたりする必要も時間もなかったこと。知人のお母様が亡くなって、ちょっとばたばたしたこと。それから、ＦＭＨとつながっている事に多少疑問が出てきたこと。そして、自分が書く内容に「？」が浮かんできたからです。

メールでは、対個人ですからわりと正直に書いているつもりなのですが、会議室だと、コメント先の相手以外にも見ている人がいることを意識して、私の場合つい、かっこつけて書いているんです。「～すべき」や、「皆に嫌われたくない癖」が出ているのです。自分でできてもいないことを、わかったような口きいて、相手を諭すような文章になってしまったり。で、「自分にも言っていることです」なんて注釈つけたりして。まあ、そういうことはお互い様ということもありますが、問題はそういうやり取りで本当にお互いに何かプラスになっているのか？　と疑問に思うようになってしまったことです。お互いにというより、まず、自分にとって。

ＲＯＭしてるだけでも、誰かの言葉に励まされたり、教えてもらえる事もあります。が、本当に当たり前でばかみたいなことですが、私の問題は私にしか解決できないという事にいつもぶつかります。同様に、各々の問題は各々にしか解決できないのです。そして、ＦＭＨの中では症状の軽い私は、もうそろそろ自分の「今、この事実」と勇気を持って向かい合うべきじゃないのか？　病気であることは確かだが、より深刻な人達を見て、自分の病気を事実以上に拡大して捉えてはいないか？　等々、いろいろ考え出してしまって、神経症に理解のある母も芝居の友人も、私のことを、もともと考えすぎるからいけないんだ、いろいろ考えないほうがいい、と言い出しました。ＦＭＨで人の発言を読んで返事を書くということは、病気について「考える」ことに他ならないわけで、つまり周りの人たちは「ＦＭＨをやめなさい」と言っているのです。

私にはやることがちゃんとある。芝居です。その芝居のことを考えないで、自分の体や神経にばかり気持ちがいってると、逆に病気は良くならない、母や芝居友達の印象はこうだと思います。私自身、そんな気がしてきました。

ピーターさんの、小さい頃からのいろんな苦しみや治療の体験、そしてその様々な治療法が、どれもピーターさんの不調を根本的に治療してはくれなかったこと、そしてご自身がACについて考えたりされたこと、「過去のトラウマ」を解決していったこと、諸々の体験があって、最終的に「認知療法」にたどり着いた……。書いてくださった内容を読んでいて、人には各々、いいことも悪いことも、事件や出会いとそのプロセスがあって、「認知療法」はピーターさんにとってまさに最高の出会いだったんだなあと感じました。

私のことを当てはめてみると（当てはめるのも変ですが）、確かに子供の時から神経質でしたが、神経科や精神病院にかかったこともないし、十二指腸潰瘍などもそういう性質と体質で、そのたびに治って大事には至ってないし、心理学的なことには役者ですから多少興味はありましたが、自分がおかしくなってそういう本を読み始めたのは、つい3年前からですから、神経的病について真剣に感じ出したのはごく最近と言っていいでしょう。そうして先日、あるひとつのトラウマを解決しようとした、そんな段階ですね。まだまだトラウマはあると思いますし、ACについても疑い始めました。でも、ACについてあまりよく知らないのです。そして、知らなければこのままでいいんじゃないかと。自分がACか、そうじゃないか、知ってもしかたないようにも思います。

私は、理論派じゃありません。理屈っぽいくせにちゃんとした議論はできません。何事に於いても無知なのです。感覚派でもありません。よく、知識や発言は少なくてもいい絵を描く人や味のある役者とかいますよね、そういう人でもないのです。言ってみれば、感情派です。いつのまにか我慢しすぎるほど我慢する「いい子」になってしまいましたが、本当は気まぐれで移り気で、わがままで怒りっぽく、感激屋で感情的です。そうは言ってももう大人ですから、そんな私も社会の人達とつきあわなくてはいけません。そこでいきなりいい大人になろうとしすぎたのかもしれないなと思います。感情的な人間なら感情的な人間の「大人になり方」があっただろうに、きっと無理しちゃったんですね。

文脈がめちゃくちゃですが、少し戻ると、私はまだ最小限解決すべきトラウマを解決しきっていないし、ピーターさんみたいに認知療法に「たどり着いた」という段階じゃないという感じがしてます。理論派じゃないので、理論的にも理解できてないだろうと思います。「日常記録」の「合理的な考え」が苦手なことを取ってもそれがわかります。もちろん、読んで、トライして、わかったことはありました。実際「日常記録」をつけたおかげで、大の苦手の電話が少しできるようになりましたし。

だからきっと、私の場合、精神分析療法と認知療法との併用、それから「動くこと」がやはり必要なようです。ピーターさんがいつか言ってくれたように、本当に「行動の人」なのかも知れません。

思い起こせば、絶好調の時の私は動き廻っていました。バイト、稽古、その後、夜またバイト、なんて日々もありました。その間、浪人していた妹の弁当を作ったり、他の劇団の稽古を見に行ったり、稽古場を予約しに行ったり、もちろん友達の芝居も観に行き、ビデオを観まくったり、ダイエットしたり（笑）、日舞やダンスを習ったり……。

でも、今は当時に戻りたいのではありません。年齢的体力的に無理ですし、稽古場を予約しに行くなんざあ、若手のやることですから（急に偉そう）。

どうやって自分の本当にしたいことを見つけるのか。やはり究極はこれが命題ですね。どうせここまでアウトローの端くれやってきたんだから、それだからこそできること、本当にやりたいことを見つけなくて、どこが役者だっ！　って感じです（大槻ケンヂが、「神経症くらいやらんで何がロックじゃ！」と言ってました）。

役者は「現場」でしか生きられないのかもしれない、病気になるのも、死ぬのさえ「現場」でないとできないのかも。そんな役者になりたいのに、それがつらいことだとわかるようになってしまったので病気にもなったのでしょう。

しかしながら、今はまだ体力が公演には耐えられないので、稽古場に行って稽古を見ることができるようになるだけでも、かなりの回復の兆しだろうと思っているんです。だけど、焦りません。どこかで気持ちが拒否したらやらない、そして「合理的な考え」ができるようになったら、動いてみる、それでいいです。

最初に書いた「ちょっといいこと」とは、昨日、5月に公演した時に共演した、ひとりの女優の劇団の公演があり、偶然、5月の共演者がみんな観に来ていて、帰りにお茶を飲んで話をしたんです。５月の公演当時は病気のことは内緒でしたが、昨日話の流れで話しました。そうしたら、いつも人を楽しませてくれる明るい女優が、長い旅公演などではやはりうつ状態になり、対処として、「いいこと日記」をつけていることや、そんな時に読む本とかを教えてくれたり（『リトル・トゥリー』、『寺内貫太郎一家』（笑）など）、年配の役者さんも各々、更年期障害やぼけ老人を抱えて大変だとかそんな話をしてくれたんです。だけど皆、話し方が元気なの。それで「皆さん、でも元気で明るい、すごい」って言ったら、「あんたもそう見えるわよ」って言われたんです。それは、「嫌われたくなくてそうしてる」んじゃありませんでした、少なくとも昨日は。だって、とても楽しかったし、疲れなかったからです。

私はたまたま「不安神経症」になったけど、皆すれすれのところで、いろんな治療法とか知らなくても、自分なりに対処してる。それを見たら、なんだか私にもきっとできると思われて嬉しかったんです。

ああ、またまたとんでもない長文。どうぞ、このへんでお茶でもいれて下さい。

＞なんか、こういうのって、次々に形を変えて出るみたいですね。僕の場合も、

＞各種恐怖症だけじゃなくて、「むやみに身体がふるえて仕方ない」症とか、

＞いろいろありましたよ。最終的にパニック発作に落ち着いたけど(^^;;;。

いつか書いたことあったかもしれないけど、神経症の、うつ病と決定的に違うところは、「生きたい意欲の強い」人がかかるってことなんですってね。生きたいから、いろんな体の不調で信号を出す、神経的に危ないときに。

＞理性よりも感情を重く見る人達も多いです。つまり、

＞「感情を信用する。なぜなら、感情には嘘や偽りがなく、本当の気持ちだから」

私の考えも、きっとそうですね。でも、私の周りでは全く逆に、感情よりも理性を重く見る人達が多く、また高度に感じられます。だから感情を理性より重く見ることには、勇気がいりました。

＞本当の心の奥底から来る感情というのはあるのか

＞（霊とかの存在の可能性も含めて）？

「本能」というと、特に最近私が肌で感じるのは「子供が欲しい」ということです。感情的に、周りに母親になった友人が多くなったからとか、そういうのも否定はできませんが、「本能」が「子供を宿さなくていいのか？」という問いかけをしてくるのを感じる時があります。子供、あまり好きじゃないんです。それにお金もかかるし、産んで育てるのは神経症のビンボー役者にはあまりに過酷、と理性がわかっているのに。

＞僕らが、「これは素晴らしく大切なものだ」と思い込んでいるものの中には、

＞単なる本能（バカにしてはいけないけど）だったという事もあるかもしれない。

＞なんて事が気になるんです。

そう、ばかにしてはいけませんね、本能って。理性や感情がなくてもとりあえず生命は維持できる可能性はあるけど、本能がなくなったら生きていかれませんもの。これは極論ですが。だけど、本能だけでは人間らしく生きられません、きっと。各々が密接に関係しあって初めて正常に

機能するんじゃないでしょうか。それに、感情が「考え＝脳の化学反応」の結果だとしても、だからって感情は感情なんで、私はどっちでもいいです。ただ、できるだけ、感情に素直にありたいです。メカニズムはわからなくてもいい。それにしても、……難しい！

>最初に元かみさんが、僕に惚れてくれたんです。

ま！　うらやましい(^-^)。

>僕は、「結婚して幸せに」という価値観をバカにしていた人間だったんです。

私もそういうとこありましたが、最近変わってきました。

>そういう「幸せ」が本当にあって、しかも大変に「強い」幸せだという事を

私も最近そう思います！

>特に怒りは小出しにしないと。今年のはじめ頃に僕がやっていたのは、

>「都合が悪い時には断わる」事と、「怒っている事を相手に伝える」練習

それ、私にも必要な練習だあ〜。けっこうつらかったでしょう？　我慢しちゃうことも、それを打破することも。

>具体的な事は分かりませんが、つらい出来事だったのでしょうね……。

今でもまだひきずってます……。解消するには時間がかかりそうです。

>明日は親友の命日で、そして去年、僕が自殺をギリギリ回避した日です。

>なんとか、一年生きながらえました。そして、うさきさんとも出会えた(^^)。

昨日も書きましたが、本当にこうして会えて良かった。そして、ご友人のご冥福をお祈りしま

す。今日も半分は愚痴または独り言のような内容で失礼しました。こちらこそ、またよろしくお願いしまぁす！

明日、『寺内貫太郎一家』買おうかなあ。……おやすみなさい。

ピーター（97年9月2日）

「RE：改めて「療法」とは」

うさきさん、こん★★は(^^)。いきなり核心に入ってしまったようですね(^^;。

>私の問題は私にしか解決できない

>という事にいつもぶつかります。

>同様に、各々の問題は各々にしか解決できない

実は、5番で自殺予告をしていた人にメールを書きました。死なないで下さい、と書いた訳です。自分なりに思いついた「生きていく」方法も書きました。でも、その人は死んでしまったかもしれません。最初は、メールを書いてもその人が死んでしまった場合が怖くて、書くのはためらっていたのですが、「歪んだ考えの日常記録」を応用して、メールを書いたほうが良いのか、書かないほうが良いのかを検討した所、「書かないで後悔するよりは、書いたほうが良い。結果がどうなるにしても」という結論が出たので書きました。結果は分かりませんが、書いて良かったと

今は思えます。

　うさきさんが嫌でなければ、ＦＭＨにいることとＦＭＨから離れることのメリットとデメリットを、『いやな気分よ～』（一一七頁）の表のように書いてみると、うさきさん自身は本当はどうしたいのかが分かりやすいかもしれません。なんだか、すっかり認知療法の宣教師のようになってる僕ですがお許しを(^^;;。

>私は、理論派じゃありません。理屈っぽいくせにちゃんとした
>議論はできません。何事に於いても無知なのです。

　ええと(^^;、パソコン通信の世界は、比較的学歴が高い方が多いので、大学などで本格的に学問された方の博識ぶりをみると、僕も自分の無知を自覚します。なにしろ、高校中退なもので(^^;;。で、僕は以前は、自分の事を「理論派」だと思っていたんですが(^^;;、最近は、どうも自分は、出来るだけ物事を単純化したいだけではないかと思っています。僕もちゃんとした議論は出来ません。というより議論は好きではないのです。いつもどこか着地点を探るような形での対話を求めていて、テーゼ対アンチテーゼな方式で議論を挑まれると疲れてしまいます。もう随分前になりますが、東大法学部卒の友人にディベートを吹っかけられて、怒ってしまい(^^;、その後、彼からは一切の連絡が無くなってしまいました。でも後悔はしていませんし、関係の修復も不可能ではないと思ってますが……。

>いつのまにか我慢しすぎるほど我慢する「いい子」に
>なってしまいましたが、本当は気まぐれで移り気で、

∨わがままで怒りっぽく、感激屋で感情的です。

うさきさんから見ると、僕はどう見えるのでしょうか？　実は、引用した部分、実に自分に当てはまっている気がするんですけど……。

∨感情的な人間なら感情的な人間の「大人になり方」があっただろうに、きっと無理しちゃったんですね。

僕も、自分をそう思います。僕がやっていた仕事では、（仕事は大抵そうだけど）怒りっぽい僕が必死になって我慢しなければなりませんでした。

その当時に、先に書いた「身体がむやみに震える症」が出たのです。友人に「人と話していて、身体が震えて、みっともないから困る」と相談したら、「君は昔から、怒りで震えるクセがあった」と言われたので、びっくりしてしまいました。友人によれば、僕が「震えている」時は「怒りを必死に抑えている」時で、「良くあること」だったそうです。その話をした時は、もう自分が怒っているのが分からなくなっていた時でした。

まったく無理したものだと今は思いますが、親などは「大人になった」と喜んでいたのでした。もっとも、それは誤解だったと、親にはハッキリ言いました。去年ですが。

∨私はまだ最小限解決すべきトラウマを解決しきっていないし、

∨ピーターさんみたいに認知療法に「たどり着いた」という
∨段階じゃないという感じがしてます。

トラウマの解決と認知療法は、どちらが先だから良いというものでもないと思うし、例えば僕の場合で言えば、認知療法で「心の基礎体力」をつけてから解決しようと思っている大きなトラウマもあるし……。

>理論派じゃないので、理論的にも理解できてないだろうと思います。

僕も、理論まで分かってやっているわけではないので(^^;……。単に「問題集」とか「ドリル」みたいな感じでやってます。いろいろな方法が具体的に書いてあるので、「あ、この参考書、良いかもしれない」という感じだったんです。

>私はたまたま「不安神経症」になったけど、皆すれすれのところで、

>いろんな治療法とか知らなくても、自分なりに対処してる。

最近思うんですが、もちろん人それぞれいろいろな環境や状況があって、今平気な人でも、将来「不安神経症」や「うつ病」にならないとは限らないのだけど、子供の頃に「歩き方」を覚えたように、「心の病気」にならない人というのは、実は「認知の歪み」→「合理的な反応」を、無意識にマスターしているのではないかと……。認知療法というのは、単にそれを「頭で理解できる形にまとめて、練習方法を示した」に過ぎないのではないかと。本当なら、無意識にマスターしてしまうはずの方法を、知らなかったのではないかという気がします。例えば歩き方とかなら、他人の歩き方を見て、「なぜか疲れると思ったら、どうも俺の歩き方が変だったらしい」と直せますが、心の中は見えないじゃないですか？　だから、ずっと自己流で無理なことをしてきてしまったのかな？　と。僕の場合はそんな気がします。

ＡＣの問題も、「愛し方を知らない親に育てられたために、愛する事がなにかを知らずに育って

しまった」という事なんですが、こういうのって、幸運にも「ちゃんと愛してくれる親」に育てられた「普通の人」には、理解できないのではないか？　あまりに幼い時期に自然に通過してしまったために、説明のしようがないのではないかと、そういう気がするんです。「右足を前に出して、その時体重移動が」って説明できないでしょ？　「心の病気」が一般の人に理解され難いのは、「歩けて当たり前」だとみんなが思っているからかな？　と。

＞神経症の、うつ病と決定的に違うところは、

＞「生きたい意欲の強い」人がかかるってことなんですってね。

あ、それ、もし可能だったら、もう少し詳しく教えていただけます？　それが書いてあった本などを教えて下さるだけでも結構ですので……。

＞それ、私にも必要な練習だあ～。けっこうつらかったでしょう？

＞我慢しちゃうことも、それを打破することも。

つらかったです(^^;。特に「都合が悪い時には断わる」のは怖かった。それをやってしまうと、相手との関係が壊れてしまうんじゃないかという思いに囚われていましたから、それが怖かったですね。

＞昨日も書きましたが、本当にこうして会えて良かった。

＞そして、ご友人のご冥福をお祈りします。

ありがとうございます。僕も、うさきさんと出会えて、こうしてメールのやりとりが出来るのは嬉しいです(^^)。親友の事は、それが僕の一番大きなトラウマというか、抱えている問題です。

そのうち書きますね。
>明日、『寺内貫太郎一家』買おうかなあ。……おやすみなさい。
もう、買いました？　それでは、また(^^)/。

うさき（97年9月3日）
「それはCさんですか？」

ピーターさん、こん@@は。話の流れからそれますが、
>実は、5番で自殺予告をしていた人にメールを書きました。
それはCさんでは、ありませんか？

私もメールや、7番にコメントをつけたんですが、その後（5番での「薬をたくさん飲んだ」という日から）、5番にも7番にも発言が見つからなくて気になってしかたありません。見つかりませんよね？　ピーターさんに言ってもしかたないことなんですけど、ちょっと心配で……。

これからまた、Cさんあてにメールしてみます。

ごめんなさい、お返事はゆっくりまた書きますね。

ピーター（97年9月4日）
「RE：それはCさんですか?」

うさきさん、こんばんは……。

僕がメールを書いたのは、Cさんではありません。「D」さんという方です。

しかし、うかつでした。

Cさんは、「抗不安薬」を40錠ほど飲まれたと書いておられましたが、抗不安薬では死ぬことは出来ないという半端な知識が、認識を曇らせていました。確かに、あの書き込み以降、Cさんの書き込みが見当たりませんね。「明日の朝目覚めたらコメントします」と書いてあったにもかかわらず……。

また今見たら、僕はなぜか、あの、Cさんの書き込みがアップされた8月31日にアクセスしていなかったのでした。9月1日にアクセスした時点で、その後の書き込みが無いことに気が付いても良かったのに……。

状況は分かりませんが、ご無事である事を祈ります……。

Cさんから返信があったら、是非教えてください。

うさき（97年9月5日）

「RE2：それはCさんですか？」

ピーターさんに心配事を増やしてしまいましたね。ごめんなさい。さっき見たら、昨日づけで、Cさんからメールが来ていてすぐ返信したところです。

やはり、その次の朝は1日中ぼんやりしてしまったそうです。そして、翌日は彼氏と一日じゅう話し合い、その翌日は服薬自殺未遂をしたことのある友人とまた一日じゅう話し合ったそうで、FMHに書き込むどころじゃなかったらしいです。ごめんなさいと書いてありました。ただ、その話し合いの内容は書いてないし、その後今日づけの5番にも「寂しい」というタイトルで、独り言がUPされていました。

Dさんですか。私、気がつかなかった。その方もその後、発言はないのですか？　私も5番、もう一度見てみますが。

やはり、見ず知らずの人とはいえ、死んでしまわれたら単純に悲しいし、私は嫌です。正直言って、気になってなんだかとっても虚ろな日々でした、この2、3日。

でも、5番にでもそういうふうに書き込むってことは、誰かに止めて欲しいんだと思うんですよね。

「ストーカーだから」というツリーのEさんが「9月30日かぎりでニフも会社も人間もやめる」って発言してきたんですよ。今日の夕方くらいの時間だったかな。私、思わず怒りそうになってしまいました。で、感情的なレスとわかりつつ、レスつけたところです。

Dさん、捜してみます。取り急ぎ……。

ピーター（97年9月5日）

「Cさん、生きてましたね(^^)」

うさきさん、こんばんは(^^)/！

Cさんのコメントを5番で発見しました(^^)。とりあえず「ほっ」。

ところで、うさきさんにお願いがあるのですが、もし、Cさんとメールのやりとりが（良い雰囲気で）続くような感触になったら、それとなく時期をみて、「認知療法」を勧めてみて頂けませんか？　と、いうより、認知療法の話題を出すだけでも良いような気もするのですが……。

Cさんの書き込みは、昔から好きで(^^;、というのも、マイナスな発想が僕に近いところがあるからなんですが。と、いうことは、Cさんにも認知療法が有効なのではないかという、浅はかな考えなのですが……。

僕が直接メールしても良いのですが、すでにメールのやりとりを開始されている（？）、うさきさんとの話題の中でのほうが抵抗が無いのではないかと思いますし。僕は、Cさんの書き込みを随分ファイリングしているのでCさんの事は知人のような気がしていますが、向こうがどう思っているかは分かりませんから（まったく眼中にもなかったりして(^^;;)。

もちろん、うさきさんの負担にならない範囲で、しかも、流れが良い感じになった場合だけで結構です。あるいは、Cさん自身が「認知療法」に興味を持つかもしれないし、会議室でコメントする機会や直接メールでお話できる機会を僕が持てることもあるでしょうし、その場合は、そこでの流れで自然にうまくいく事もあるでしょうから……。

うさきさん自身に余裕があって、ナチュラルな流れがあった場合のお願いですから、どうか負担にはお感じになられませんように(^^;。

それでは、また。ほっとしたので風呂に入って寝ます（笑）。

ピーター（97年9月5日）
「悲しみに対する反応」

うさきさん、こんにちは(^^)。

＞ピーターさんに心配事を増やしてしまいましたね。ごめんなさい。

いいえ、それはありませんでした(^^;。自分にできる範囲の事しかできないという事実を受け入れてますから、最近は……。

Cさんは、とりあえず無事だったようで、よかったです。

が、ここの所、僕がＦＭＨに入って以来の中でも「死にたい」「死にます」の書き込みがこんなに多かった時期はないくらいで、ちょっとつらいですね。

Dさんの最後の発言では、自殺予定日の2日前に、「やっぱり生きていこうかと……」というのがありましたが、その後、5、7番では見かけないですね。今わかるのは、それだけです。

＞やはり、見ず知らずの人とはいえ、死んでしまわれたら単純に悲しいし、
そうですね。少なくとも「まったく知らない」人ではありませんからね……。

ところが困ったことに、どうも僕の場合「悲しみ」を感じる部分が一部マヒしてしまっているような所があります。親友が死んでからかな……？

映画やドラマなどでも、悲しい場面に反応しなくなってしまっているんですよ。逆に、単なるハッピーエンド（水戸黄門とか）で、ボロボロ泣いてしまう始末で(^^;。確実に「変だ」と気がついたのは、先日、ダイアナ元王妃が事故で亡くなった報道を見た時でした。ショックも何も感じられなくて。中学生くらいの時は、外国で人が亡くなったというニュースだけで心が痛んだのですが……。どうやらこれは、僕の大きな問題の一つらしいです。

＞Eさんが「9月30日かぎりでニフも会社も人間もやめる」って
＞発言してきたんですよ。～私、思わず怒りそうになってしまいました。

僕も読みました。今レスを考えている所です。でも、レスしないかもしれません。正直いって僕も、半分怒りたくなりました。あんな書き方はないいんじゃないかと。まあ、「すべき」思考なんですが……。

それでは……。

うさき（97年9月7日）
「RE：悲しみに対する反応」

ピーターさん、お返事が遅れてごめんなさい。それこそ、「悲しみ」について、この2、3日またあることがあって、考えこんでしまっていたの。

Dさんは8月20日以来お見受けしませんね。でも、事実を分かりようがないので何もできない。

>困ったことに、どうも僕の場合「悲しみ」を感じる部分が
>一部マヒしてしまっているような所があります。
>親友が死んでからかな……？

でも、過敏になりすぎるのもどうかと思うんです。私が今そうだから。不幸のあった知人にずっと付き添っていた方が二週間後に私に「くたびれた」って、「初めて言えた」なんて言って、その時のこととかを、わーと話したんですよ。彼女は相当気を張っていたんでしょうから、私は「聞き役」になりましたが、彼女は「私、まだ泣けないのよ」と言って興奮しつつも泣きませんでした。私のほうが泣いたりして。

聞いている時はそう思わなかったんですが、ひとりうちに帰ってきたら、すごくぐったりして

疲れていて、後でカレにいきさつを話しながら大泣きしてしまいました。

「悲しむこと」と「泣く事」、どちらも複雑な内面を秘めているようですね。

その辺のことも、また、落ち着いたら書きますね。

ご免なさい、中途半端な文章で。また……。

ピーター（97年9月8日）
「あまり急ぎ過ぎないで下さい(^^;」

うさきさん、こんばんは(^^)。

うさきさんは、少し飛ばしすぎなような気がします(^^;。うさきさんの場合、例えば僕よりも、日常生活で起きる事件やどうしてもやらなければならない事の数が多そうに思うので、あまり飛ばさないほうが良いのではないかと。

＞不幸のあった知人にずっと付き添っていた方が～

うさきさんにとっても、とてもショックな出来事だったのですよね？　だとしたら、うさきさん自身にも、ゆっくり悲しみを癒す時間が必要な気がします。

僕も、去年から今年のはじめまでは、笑うことが出来なくて泣いてばかりいました。そう、楽しいことにマヒしていた時期もあったんです。どちらにしても、反応が好ましくない状態なんですが(^^;。心のキャパシティーを超えてしまうような経験の後だと、そのへんが少し変になるようです。

うさきさんの場合、ほとんど家の中にいる僕（つまりは、平和な状態）に比べて、実生活のダイナミックな変化が多い分、どうしても神経が休まる時間が少ないのではないでしょうか？　もっと休んでも良い気がします(^^)。

うさき（97年9月9日）

「ありがとう」

ピーターさん、優しいお返事いただいて、嬉しかった……。

そうですね、確かに「焦らない、焦らない」と思っていたはずなのに、ここんとこいろいろ突発的な出来事があって、気持ちが揺れ動くたびにそれを忘れていたみたいです。

＞うさきさん自身にも、ゆっくり悲しみを癒す時間が必要な気がします。

ありがとう。たいへんだった知人やその友人の方になにもお手伝いできなかったことがつらかったんですが、そう思わないで私は私のやり方でその方たちにその思いを、これから伝えていこうと思います。大泣きした後、次の日もまだなんとなく悲しかったんですが、無理やりカレに近所の公園に連れて行かれて、子供達や犬なんかを見ていたら少し落ち着きました。

>心のキャパシティーを超えてしまうような経験の後だと、
>そのへんが少し変になるようです。
私も感情のコントロールがよくわからなくなっているようです。
>うさきさんの場合～実生活のダイナミックな変化が多い分、
>どうしても神経が休まる時間が少ないのではないでしょうか？
私も基本的にはほとんど家にいるんですよ。知人に起きた不幸は、本当に突然のことでしたから、しかたがないし、平常でも気持ちが乱れるようなことだったのです。だけど、まだ休んだほうがいいようですね。

ＦＭＨのことも含めて、人の「生き死に」について揺れ動いたこの頃でした。

ご心配おかけしました。うん、ピーターさんの言ってくれたように、もう少し焦らずに休もうと思います。

「やらないこともやれる」、……そんなこといいましたね、私（苦笑）。

だいぶ涼しくなってきました。ピーターさんも、のんびりいい秋を迎えてくださいね。

また……。

うさき（97年10月2日）
「実家に帰ってみることにしました」

ピーターさん、ご無沙汰しました、調子はどうですか？

たまたま用事があって実家の母が上京し、母とカレと私とで、話したり泣いたり、わめいたりした結果、さんざん悩みましたが、1ヵ月くらい実家に帰ってくることにしました。

母と4、5日いたら、なんか家庭の食卓みたいに食もそこそこ進んだし、実家に逃げちゃえば、苦手な電話に悩まされることもないし、等々、飛行機は怖いけど、乗ってみて少しでも慣れたらめっけもんなので、なんとか行ってきます。

急ですが明日から。

ぎりぎりまで悩んだんです。

ですから、1ヵ月ほど通信はできなくなります。残念ですが。ごめんなさい、ピーターさんとのいろんな話も中途半端になってしまって。帰ってきたらまたメールします。

本当に涼しくなってきました。マイペースで、お互い、飛ばしすぎにならぬように、気をつけながら、それと、体力をなるべくつけられるように、ぼちぼちやってみましょうね。

本当に急でごめんなさい。また……。

2.

うさき（97年11月28日）

「ごめんなさい、私、今、東京です」

ピーターさん、大変ごぶさたしました。調子はどうですか？

2ヵ月前に突然実家に帰るなんて言って、それっきりだったのでご心配いただいたんじゃないでしょうか。実は私、10月の末に東京に戻って来ていました。連絡が遅くなってごめんなさい。

正直に言いますね。実家での生活は温室でした。東京に「義理」で観なければならない友人の芝居の公演さえなければもっといたかったくらいでした。私は、一生懸命理解してくれようとする両親や、今までと同じに接してくれる親戚達に、大変癒されたと感じています。

実家で私はただの子供でした。

漫画ばかりたくさん読んで、母と一緒じゃないと外にも出ず、認知療法の本と「歪んだ考えの日常記録」のノートも持っていったけれど一度も開かず、それで、帰って来てからもついこの間まで実家が恋しくて、独りが寂しくてしかたない日々でした。

今までもともと勉強はそう得意じゃなかったし、認知療法も挫折しようかという今、ピーターさんにどういう「帰って来ましたメール」を書いていいかわからずに今日まで失礼してしまいました。ごめんなさい。

でも、私はあの本を読んで良かったと思っているし、ほんの少しでも書いてある事を実際にノートにつけてみたことも決して無駄な事ではなかったと思っています。少なくとも、日々のいろんな思考の中で、「あ、今のはこういう風にマイナス」とかわかるようになったし、それだけでも大進歩でした。それに、これから二度と「歪んだ考えの日常記録」のノートをつけないという訳ではなくて、まあ、私は本来怠け者で、やりたいときしかできないんだな、という事がわかったという感じです。

いろいろ弁解していますが、ピーターさんと認知療法を続けていけたら、お互いに良いことがいっぱいあったかも知れないのに、私にはその素質（？）はないみたいです。重ねてごめんなさい……。

実は実家に帰る直前に「食べるのが怖い」とFMHの7番で発言し、ピーターさんからもレスをもらいましたが（その節はありがとう）、その中に私が返事ができなかった、ご自分のつらいことたくさん書いてくれた人がいたんです。Fさんです。Fさんには、その事が気になって、二週間くらい前かな、メールをしました。そしたら彼女は、うりこさんという方とメールで仲がよくなって、と書かれていて、うりこさんとピーターさんがやはりメールをやり取りしてらしたと聞いたんです。でも、最近ピーターさんからうりこさんへメールがあまり来ないのでうりこさんが心配しておられるとか。ピーターさん、大丈夫ですか？

戻ってきてから、FMHの4、5、7、10番を2回ほど読みましたが、今は5番を見て時々UPするくらいで、7番はじめ、他の会議室は巡回していないんです。

ピーターさんが今、調子がいいことを祈りつつ、でも、もし調子が悪かったら、無理にお返事下さろうとしないで下さいね。もちろん、愚痴言いたい気分にでもなったら、書いて送って下さい。私にすごいアドバイスができるとは思えないけれど……。

PS：前に「神経症は体や心の危険を教える信号」と私が書いたことの出典をお尋ねでしたよね。何かの本にも書いてあったと思うんですけどそれがどの本だったか、見つけられなかったんです、ごめんなさい。でも、いつだったか7番で私へのレスにてつのしんさんが、そう答えて下さった事がありました。それが私には一番印象に残っているんです。それから、ノイローゼ経験者の私のカレも、同じような事を言っていました。

ピーター（97年11月29日）
「お久しぶりです～(^^)」

うさきさん、お帰りなさい。2ヵ月ぶりくらいですかね(^^;。実家、やっぱり帰ってみて良かったんじゃないでしょうか(^^)。なんというか「温室」だったからって、悪いとは思いません。それ言ったら、今の僕はまさに実家にいますから、温室のまっただ中です（笑）。

で、認知療法ですが、僕もあの後やってません(^^;。そろそろまたやろうかなとは思ってますけど、認知療法にも限界があるなあという体験をしてしまって。

別れたかみさんが、9月末まで近所にいたんですが、10月13日に関西の実家のほうへ帰ったんです。で、完全に縁が切れました。連絡先も知りません。まさか離婚した旦那（僕）が向こうの家に電話するわけにもいきません。もちろん元かみさんからは、その後連絡はまったくありません。でも、幸せに暮らしていてくれれば、それはそれで良いと今は思ってます。

ま、なんだかだ言って、大昔に（病気とは気付かず）パニック発作に苦しんでいた頃、外に連れ出してくれリハビリに協力してくれたのが元かみさんでしたし、生まれてこのかた体験したことのない「幸福感」というものを教え（与え）てくれたのも、元かみさんでしたから、やっぱり僕は、彼女に対する依存と、「彼女が喜んでくれる」事が正義、みたいな部分がかなり強くあったんです。それを再認識する事になりました。

で、9月の末ごろから、うつにはまってしまいました。BDIが40以上まで上がってしまって……。夏前（認知療法始めて一番調子が良かった時）のBDIは4点（この時は本当に快適だった。BDIが0になったら人生バラ色かも？）だったので、かなり酷いうつです。

この個人的体験から言えば、BDIが20点を超えたら、自分で認知療法やるのは難しいですね。僕は実際に、（苦しくて）出来なくなりました。

これが「認知療法の限界」という意味ですが。

今現在のBDIは大体10～15点くらいですが、これは薬のおかげで下がってます。抗うつ薬のトフラニールを服用し始めたんです。そしたら効果は絶大で、すぐにBDIが下がりました。正直、認知療法がバカバカしくなってしまいました。ただ、認知療法でBDIが下がった状態とは、快適感が違います。

薬によってBDIが下がっても快適感はないですね。苦しくないだけで（笑）。

でも、トフラニールを服用した事の思わぬ効果として、パニック発作が押さえられたというのがあります。そのおかげで、外出は以前より楽になりました。

といっても、コンビニの店内にいるのが苦痛ではなくなった程度で、電車とかで外出できるようになるのは、まだしばらく先になりそうですが。
>いろいろ弁解していますが、ピーターさんと認知療法を続けていけたら、
>お互いに良いことがいっぱいあったかも知れないのに、
>私にはその素質（？）はないみたいです。
そうですねえ(^^;。個人的には、なんか長い期間と治療合宿のような方法が必要らしい森田療法などと比べると、自分でもできる認知療法は一つの突破口かなという気がして、また、認知療法をやっている人達が集まって、例えばパティオかなんか作って、お互いに情報交換しながらいけば、極端な話、医療機関の助けを借りなくてもかなり回復する事が出来るんじゃないかくらいに考えていたんですが、例えばFMHでも「認知療法で治った！」という書き込みを見た事がない（「認知療法を始めた」はたまにあるが、後が続いていない）事からも、自分でこの療法を行うにも限界がある事が推測出来ます(^^;。

というわけで、認知療法が役に立った事は間違いないですが、まあ、画期的な事なんて、そんなにないわけで（笑）。僕のほうも、挫折とまでは言わないけど、認知療法熱は冷めてしまいました(^^;。生活のあちこちで利用はしてますけど。

>でも、最近ピーターさんからうりこさんへメールがあまり来ないので
>うりこさんが心配しておられるとか。ピーターさん、大丈夫ですか？
一時期、うさきさん、Fさん、うりこさん他、パニック発作持ちで回復するのに前向きな方を誘ってパティオを作ろうかな、なんて考えていたんです、調子が良い頃に(^^;。メールでやりとりしているのも良いけど、いろいろな人の情報が一箇所に集まれば、もっと良いかなあ、なんて。FMHはちょっと人数が多すぎて、病状も色々ですから。既設のパニック障害のパティオに参加してみたんですけど、ちょっと性に合わなくて、だったら自分で作ろうかと考えたんですけど、調子が落ちてしまったもので……。

うりこさんとは春ごろからメールのやりとりしているんですけど、彼女のほうが一気に回復されてしまって(^^;。僕のほうは調子が落ちてしまったので、話題がちょっと……。彼女は認知療法やってませんし。あと、あるお約束をしていてそれが出来てからメール書こうと思っているので、それでメールが遅れてます。

まあ、大丈夫は大丈夫なんですけど、停滞してるってとこですね、今の僕は。
>今は、5番を見て時々UPするくらいで、
>7番はじめ、他の会議室は巡回していないんです。
FMHは、10月から1、2、9、10番以外は巡回してないんです。大昔に「参加人数の飽和点（だから、FMHは症状別に分割したほうが良い）」という意見を書き込んだ事もあるんですが、今のFMHだと、書き込みが多すぎて。僕の快適なペースとはちょっと相容れないんです。

少し寂しい思いを感じているというのは否めません(^^;。元かみさんが去っていって、自分の「異性依存」が強かった部分も分かってしまいましたし。

認知療法的に言えば、自分の「暗黙の仮定」がだいぶ分かりました。例えば、「画期的」というのがやたらに好きなんです(^^;。で、欠点として、地道な努力が不得意であると。まあ、「完全主義」ですね。それと、自分の不全感を埋めてくれるような存在を渇望していた僕が、死んだ親友や、元かみさんと出会った事で、不全感を感じないどころか、泣くほどの幸せを実際に体験してしまった。

それは、あまりに素晴らしかったので、『いやな気分よ、さようなら』を何度読んでも、あれ以上の幸福が、一人でも実現出来るとは信じられないんです。

この点だけは、本を読んだ当初から強い違和感を感じていました。実際に体験してしまった事より、本に書いてある事を信じるのは難しいですよね?

これを打ち破るのはさすがに困難です。30数年間、そういう生き方をしてきてしまって、他のやり方をよく知らないですからね。逆に言えば、楽にプラス思考が出来る人、「どうしてそんなに前向きに出来るの?」って不思議に感じる友人を数人知ってるんですけど、なるほど、奴らはベテランかぁって(笑)。

まあ、それの練習法が認知療法なわけですが(^^;;;。だから、もう一度トライするつもりですけど、お仲間がいないというのが、ちょっと寂しい。

>もちろん、愚痴言いたい気分にでもなったら、書いて送って下さい。

というわけで、お言葉に甘えて、愚痴しちゃいました(^^;;。失礼m(_ _;m。

でも、あんまり「画期的」な事はないけど、発作はほとんどないし、それなりにインターネットとかで遊んだりしてますし、ボチボチやってます……。

メール、ありがとうございました(^^)。

うさき（97年12月17日）
「ご無沙汰しています、いかがですか？」

ピーターさんの心の内をたくさん書いていただいたメールを読んで、いろいろ感じた事があったのですが、うちのＭａｃくんの調子が悪くて（通信は大丈夫なんですが、画面が小さくなっちゃって今だに回復せず、悲しい）、その復帰に躍起になってました。それに、私がお返事しないことでご心配かけてしまったかもしれません、ごめんなさいね。

元奥様が実家に帰られた事、ご友人の死に対するピーターさんの悲しみややるせなさを、私は「わかるよ」って言えません。ただただ、その計り知れない大きさに言葉を失ってしまうのです。他人の心の痛みや立場、気持ちを、誰でも簡単に「わかる」とは言えないと私は思うのですが、「わかりたい」と思う相手っていますよね。私にとってはピーターさんもそのひとり。

私には何の力もないのだけれど、そうしてむしろ結果的には私のためだけになってしまうのかもしれませんが、わかろうとすることで、何かが見えて来ることがある、そして、私は私が私にしてあげられる事をする事が、人の気持ちをわかったり、もしかしたら相手のためにも役に立てるかもしれない糸口なんじゃないのだろうか、と思ったりします。だからご自分のつらい体験を書いて下さったピーターさんに、私が何かを考えたり感じたりする事ができるという意味で、感謝の気持ちが湧くのかも知れません。

私もそれが神経症の始まりだと知らない時、ちょうど同時期に（この3、4年）様々な衝撃的な事件に出会ってきたんだなあと、今思います。その中で、特に最近、人の「生き死に」をたくさん体験しました。それから、生きてる人どうしの出会いと別れも。そうしてその度にショックを受け、大きく動揺しました。でも、本当にごく最近ですが、こうやって人は「生き死に」を含めた「出会いと別れ」の大切さ、それをどのように受容するかを学んでいくんだなあなんて感じています。その「出会いと別れ」の中には過去の自分、今の自分、未知の自分との「出会いと別れ」も含まれている、いえ、むしろそれがメインなのかも知れませんね。

そんな事を考えるうち、私も、私ってどういう「傾向」の人間なのかという事も考えました。私もある意味ピーターさんと同じで、「画期的」な事が好きです。それから「劇的」「ドラマティック」（同じ意味か）。芝居やってるくらいですから（笑）。病気の回復にたとえれば、「劇的」に回復したいとかそういう事を望むんですね。おまけに「悲劇のヒロイン願望」があるんですよ、恥ずかしい事に。何故だかは正直わかりませんが。でも、きっとこれは「甘え」。これだけは早くなんとかしないと本当にヤバイかも。大人になれない気がします。

それから「止まる」事、「停滞」「休憩」「後退」が嫌いで、慣れていない。だけど、なんとなくこのところやっと、「休憩」くらいは自分の中に認めてあげる自分が生まれてくれているようです。それに、どんなに何もしていないようでも、（健康な人もそうであるように）体の調子は毎日違うし、他人や出来事との関係、時間の経過、歳をとるという事、それらは日々確実にかすかながら自分に変化を与えている。

という事はやはり、「劇的」を望まなくなれば、そうしてじっくり自分を知っていけば、自然となんらかの「回復」や「変化」が起きてくるはずなんじゃなかろうか、などと思うのです。ものすごく漠然としていて危うい考え方ですけど。

ピーターさんのお仲間になれなかった自分は腑甲斐なく、また申し訳ない気持ちでいっぱいですけれど、やはり、以前も書いたように森田療法などに比べれば認知療法は私には実際的でした。私の考え方の回路にすんなり入って来てくれた。私の場合は根気がない、怠け者であるために毎日の日課のようには実践する事はできなくても、少なくとも認知療法的に考える事をしている自分に気がつきます。

先日、幼なじみの結婚式がありました。彼女は去年、突然の病で最愛のお母様を亡くされました。だから結婚が決まった事を聞いた時、私は嬉しくて前後考えずに披露宴のご招待に「参加します」と返事してしまったのです。ところが、日が近づくにつれ、片道2時間近くの電車、披露宴会場の喧騒、たくさん並ぶ料理が怖くなり、一緒に行こうと言っていた友人にぎりぎりになってから「行かれない」と言ってみたり「やっぱり行く」と言ってみたり、それが結婚する当人の耳にも入り大変に心配をかけました。

結果、私は行きました。もちろん薬を飲んで携帯して。

幸せな事って力があるんですね。私はその日、この2年くらいのうちで最高のコンディションと言っていいくらい体調が良かったんです。お料理も、少しだけだけど食べられました。そうして帰りに近所のケーキ屋さんでいつも憧れていたケーキを買って帰りました。自分へのごほうびです。結婚した友人には、感謝してます、私に機会を与えてくれて。

ピーターさん、コンビニ行けるようになって良かったね。行けない日もあるかもしれないけど(私だって2時間の電車乗りは奇蹟のようなもので、その2日後はまた１０分の電車が怖かったもん)、「変化」は望めば必ず起きます。たとえ今停滞していても前を向いてさえいれば。

来年の映画、舞台の話が出てきました。やるかどうかは未定です。やはり不安だからです。でも、その現場の事を考えるだけで一瞬でも病気を忘れている自分に気がつきます。

なんだか訳のわからない文章になってしまいました、お許しください。

またまた長文、おつきあいいただき、ありがとうございました(^^)。

ピーター（97年12月22日）

「FMHに復帰しました(^^;」

うさきさん、お返事ありがとうございます(^^)。

その後いかがですか？　落ち着いてます？

僕のほうは、ＦＭＨに復帰したんです。２ヵ月離れていたら、随分新しい人が入って、また雰囲気変わってました。今は７番が心地良いです。４番５番は、ちとつらい。

で、書き込みしても、最初レスが返ってこないんですよ(^^;。突然復帰したもんだから、新しい人は知らないでしょう？　なんだこのピーターってのはって。でも、今はツリーが出来て、レスのやりとりになってます。そしたら……、ＢＤＩが下がってしまったんですよ。今日は１１点です。

だから、変に明るいでしょう(^^;;。もしかしたら、ちょっと躁が入っているのかもしれない。

その他にも、ここ一週間に、何人かの友人が尋ねて来てくれたりとか、コミュニケーション量が増えたんです。そしたら、うつから回復してしまった。『いやな気分よ、さようなら』にも書いてあったけど、猿を群れから引き離すとうつ症状が出ると……。

僕の場合、元かみさんがいなくなってから、コミュニケーション量が著しく減ったのが、うつに輪をかけてたみたいです。

＞「わかりたい」と思う相手っていますよね。

＞私にとってはピーターさんもそのひとり。

ありがとうございます。「わかりあえる」「わかちあえる」関係が僕の理想とする所なんです。僕も、うさきさんの事は、まだほとんど知らないけど、「わかりたい」と感じる一人です。

>私は私にしてあげられる事をする事が～相手のためにも
>役に立てるかもしれない糸口なんじゃないのだろうか、
ここ、僕にはまだ難しい所なんです。誰かのために役立っているという、その感触で自分を確認する癖がついてしまっているから。つまりそれは「共依存」という状態なのだけど。認知療法の「承認依存」ですね。これが僕の問題の一つ。今回は、一番大きな共依存の相手に逃げられて(元かみさんの事)、それでおかしくなった。なかなか、まだ自分自身だけで自己評価を保つのが難しいんです。
>その「出会いと別れ」の中には過去の自分、今の自分、未知の自分との
>「出会いと別れ」も含まれている、いえ、むしろそれがメインなのかも
うさきさん、禅の悟りに近い事を語っていらっしゃいますね。いや、気を悪くしないで下さい。でも、これを難しく表現するとそういう世界になりますよ(^^;。すごいレベルに行ってますね。そういえばしかし、こういう考え方は、キリスト教にはないなあ。キリスト教だと、「絶対の神」対自分になってしまうから。僕の場合、悪い意味でキリスト教的観念が自分の基本にあるんです。生々流転じゃなく、「絶対」を求めてしまう所がある。
>おまけに「悲劇のヒロイン願望」があるんですよ、恥ずかしい事に。
親友に死なれた僕は、見事に「悲劇のヒロイン」になっていたと思いますよ。元かみさんが嫉妬したほどで、どうも恋人に甘える女性のように親友と接していたようですから。僕自身はその頃全然気が付いていなかったんだけど……。う～ん、良く分からないけど、僕のほうが恥ずかし

いんじゃないでしょうか(^^;;。ちゃんとした女性が、悲劇のヒロイン願望持っても、そんなに恥ずかしいとは思いません。今の時代には合っていないかもしれないけど。

＞ピーターさん、コンビニ行けるようになって良かったね。

ありがとうございます。もう、一番近所のコンビニだったらほとんど緊張することもなく行けます、体調悪い時でも(^^)。だから、次の目標に向かっているんですけど、そこで足踏みしてしまってるんです。でも、全体的には良くなってます。電話とか来客とか、そういうのも随分楽だし。どうも、ノロノロ亀だから少しうさきさんを見習って走ってみたほうが良いのかもと思ってます。いや、マジで(^^;;。

＞来年の映画、舞台の話が出てきました。

うわ～！　映画ですか、すごいなあ。病気が治ったら、うさきさんの舞台とか映画とか観たいですよ。花束渡したりとか（笑）。

＞その現場の事を考えるだけで一瞬でも病気を忘れている自分に気がつきます。

これ、良い言葉を頂きました。そう、僕だって24時間病気の事考えているわけじゃないですもんね。忘れている時間が絶対ある。それを徐々に増やしていけば良いんだろうな、たぶん。で、もしかして、すっかり忘れる事が出来たら、それが「完治」したときなんでしょうね。でも、そこまで治らなくても、やりたい事が自分なりに出来る状態までもっていければ、十分ですよね。

お読み頂き、ありがとうございます(^^;。

うさき（97年12月25日）
「メリークリスマス」

FMHに復活されたんですね。
そうなんですよ、しばらくいないと新しい人が増えていて、その人達のこと良くわからないし、発言、少しためらいますよね。それにしても新しい人が増えるって、人ごとながら、なんか悲しい……。7番が心地良いとのこと、最近またつらかったのですか？　元奥様の事がやはり大きいのかな……。

でも、BDIが下がったというのは良かったですね。
>だから、変に明るいでしょう(^^;;～ちょっと躁が入っているのかも
もう！　そんな「躁が入ってるかも」なんて考えないで！　明るい気分はそのまま「あー明るいやー」と思っていてください。
>「わかりあえる」「わかちあえる」関係が僕の理想とする所なんです。
>僕も、うさきさんの事は、まだほとんど知らないけど、
>「わかりたい」と感じる一人です。
嬉しいです、ありがとう。ただ、ちょっと論点がずれるかもしれませんが、私が3年か4年前、今のカレと一時別れていた時に行ったカウンセリングで、カウンセラーに言われたんですけど

（ことにその時は私は、恋愛の初めの一番盛り上がってる時にドッカンとカレ本人から「別れ」を言われて、ボロボロだった）、算数で集合の事を習う時、まず、大きな◯と◯を書いて全く違うグループに分けますよね。「個人」というのは本来そういうものなのに、恋人どうし、特にアツアツの時はそのふたつの◯が全く重なる、一体化すると勘違いするんですって。で、そうじゃないことに気がついた時ものすごいダメージを受けるんだって。「わかりあいたい」相手がいるって幸せなことで、そのための努力や思いやりって、自分にとってもとても良い事なんだろうと思うんですが、人間はやはり「孤独」であるという事を、一生かけてわかる事が人間の仕事なのかもしれないと思う事があります。

∨うさきさん、禅の悟りに近い事を語っていらっしゃいますね。

え、え〜！　そうなんですか？　私ったら、なんて怖いもの知らずな。「孤独」にしてもそうですけど、芝居の役造りというか舞台に上がる時の究極の自分の「居かた」って、いかに「役になるか」ではなく、「自分を見つめられるか」だと私は思っているんです。なら、どうして「神経症」になんかなるんだろう？　謎だ。

∨キリスト教だと、「絶対の神」対自分になってしまうから。

学生の頃、クリスチャンの友人と「何を信じるか」という討論になって、その友人に「うさきは「自分が神だ」と思っている」と言われました。それまでそういう意識はなかったけど、「そうかもね」と答えた記憶があります。でもこれも、思い詰めて「絶対」になっちゃう事とは、ちょっと違う気がする。まあ、自ら「私が神だ！」と思った事はないですけど、「苦しい時の神頼み」

以外に「神」を意識した事はないですね。

>親友に死なれた僕は、見事に「悲劇のヒロイン」になっていた

そう書ける今のピーターさんは、少なくともそれを受け入れつつあるんですね。

>忘れている時間が絶対ある。それを徐々に

>増やしていけば良いんだろうな、たぶん。

そうですよお。うん、うん。私、その言葉頂きました。倍返ししてもらっちゃった。

>すっかり忘れる事が出来たら、それが「完治」したとき~でも、そこまで治ら

>なくても、やりたい事が自分なりに出来る状態まで持って行ければ、十分

以前、不安神経症で過呼吸症候群の症状がひどくて、何年も舞台に立てなかった先輩が、2、3年前から復活しています。ところが今は、親御さんが老人性痴呆症で、その世話でたいへんだそうです。やりたい事ができているから、大変な仕事が増えても過呼吸症候群になってる暇なんかないわよ! って感じ。

今年はじっとしていたようで、たくさんのいい出会いがありました。ピーターさんとの出会いももちろんそのひとつです。ありがとう。

よいお年をお迎えくださいね(^-^)。

ピーター(97年12月27日)

「なるほど、なるほど……」

うさきさん、こん★★は(ゝ)。

＞FMHに復活されたんですね。

ええ、因果関係は分からないんだけど、巡回やめた10月から落ち込みがひどくなっていったので、もしかすると僕にとってFMHは「参加することに意義がある」のかなあ、なんて考えまして。現実社会との接点が少ない僕にとっては、コミュニケーション量の関係で、必要なのかな……、と。

＞7番が心地よいとのこと、最近またつらかったのですか？

＞元奥様の事がやはり大きいのかな……。

一時期「もうダメだ」的な書き込みが充満してしまった7番はつらかったけど、今は全体的に「回復しよう」という姿勢が見える書き込みが多いんです。。元かみさんの事は、また最近夢に見るようになって。夢の中ではいつも仲良くしてる。たぶん、夢が補償してくれているんでしょうね。あとは、願望かな、やっぱり。なんとなく、人恋しい、というのがあります。それで7番でコミュニケーション取っているのが快適なんでしょう、たぶん。

＞算数で集合の事を習う時、

＞～アツアツの時はそのふたつの◯が全く重なる、一体化すると

＞勘違いするんですって。そうじゃないことに気がついた時

＞ものすごいダメージを受けるんだって。

このカウンセラーさん、きっつい事言うなあ(^^;。いや、失礼。どうだろう、集合にたとえる事自体がちょっと無茶な気もしますけど。あえてそれで考えると、その外側に「人間」っていう大きな○が存在してて、その中に各「個人」も全部含まれていますよね？　僕の場合、そこを大切にしてるんです。ま、それが良いことなのかどうかは別だけど。その大きな「人間」っていう中には、何千年も前に生きた人も全部含まれているっていうのが、僕の認識。で、じゃあ「個人」の○が重なるかっていったら、それはむしろないと思うんです。○と○が、「他の何か」で繋がる事はあると思うけど。それは、自然に繋がる部分（相性って奴ですね）もあるだろうけど、大抵は、お互いの○が触手を延ばしていって、初めて繋がるんだと思う。で、深く繋がると、二つの○を共通に囲う少し大きな○が出来る。う～ん、語弊はあるけど、家族とかね……。

＞人間はやはり「孤独」であるという事を、
＞一生かけてわかる事が人間の仕事なのかも

う～ん、なるほど。うさきさんの言う「孤独」が、僕が考えている「孤独」とちょっと違う気もするから、難しいけど……。僕は、個人個人ってバラバラだけど「繋がれる」って所に希望を感じるんだけど。所詮人間は「孤独」なんだって言うと「繋がり」が全部無意味って事になってしまいかねない。極論だけど。よく「生まれる時も一人、死ぬ時も一人」って言う人がいるけどそれは「一般化のしすぎ」（笑）じゃないかな、と。ただ、そう考える事で快適に生きていける人がいて、例えば僕みたいに逆に考えたために病気になったのだとしたら、僕のほうが間違っているという事になってしまうんだけど(^^;。

僕は「人間」という大きな集団でくくられる事に抵抗はないし、むしろ嬉しいと思う。それから、「地球上の生物」という大きな集団の中にいることも。僕という「個人」の特性であるところの「個性」を生かしたいとは思うけど、それは「孤独」とは違って、僕の個性という触手が、誰かの触手と繋がる事に意味を見い出したい。誰かの触手と繋がる事で「個人」という○が大きくなっていくと思っているし。
>「苦しい時の神頼み」以外に「神」を意識したことはないですね。
僕、ちなみにクリスチャンじゃないし、キリスト教擁護派でもないんだけど、「宇宙意識」みたいなものが神なんだろうと思っています、人格神じゃなくて。だから、自分は神の内部にいて、神の一部を形成する細胞みたいなもの。信じる信じないじゃなくて、誰も神の意向には逆らえないというか。で、どうやら、宇宙やら地球やら地球上の生物やらという神の創りし物(?)を見てみると、その「神」は悪い存在でもないらしいと。だったら信じても良いだろう、と、そんな感じで考えてます。でも、しょっちゅう「神よ!」って思ってるわけじゃないですよ、僕も(笑)。
>>親友に死なれた僕は、見事に「悲劇のヒロイン」になっていた
>そう書ける今のピーターさんは、少なくともそれを受け入れつつあるんですね。
そうかもしれません。当時はドシャメシャになったし、どうしても奴が自殺したとは信じたくなかったから、あらゆる方法を考えましたね。あれは奴の芝居だったのだとか、死体も人形だったのでは? とか、それに無理があると分かると、タイムマシンで自殺を阻止しようとか、それ

も無理なら、いっそ自分の中に奴の人格を創ろうとか。一時は、自分の手とか仕草等を見て「あ、奴だ」と思って喜んだり。正直言って、多重人格の人を羨ましいと思った。奴の人格を自分の中に創れたら、自分の人格なんてなくてもいいと思ってたから。自分なんかより奴のほうが、生きている価値があると思ってたから。だけど、どんな形をとっても奴を生き返らせる事は出来なくて……。さて、それでは自分はどうしよう、と考えたら、自分が本当は何をやりたかったのか、自分ってどういう人間だったか分からなくなってしまっていて、それで病気になったんでしょうね、たぶん。


＞今年はじっとしていたようで、たくさんのいい出会いがありました。

＞ピーターさんとの出会いももちろんそのひとつです。

そう思って頂けるなんて、光栄です(^^;;。こちらこそ、うさきさんの言葉から、「気づき」をたくさんもらってます。ありがとう！

それでは、よいお年を…(^^)/。

うさき（98年1月30日）
「ご無沙汰しました、うさきです」
とうとう、１９９８、しかももうすぐ2月ですね。いかがお過ごしでしょうか。

実はさっき、実に3ヵ月ぶりにFMH5番と7番をROMしました。まだ全部読んではいないんですが、ピーターさんの発言もいくつか読みました。認知療法に興味を持たれてる方が増えているみたいで、良い出会いがまたあられたんじゃないでしょうか。さっき5番と7番に久しぶりに発言しました。今一度、今までの自分について考えてみようと思っています。

比較的、冷静な昨今です。もし過去の嫌なことを思い出して多少のショックを受けても、神経症の発作があった時のような最悪の状態にはならないと思います。

そう言えば、(ピーターさんが書いてらした)「感情」のことで、私にもこの頃変化が出てきたんです。

ちょっと前までは、なんでもかんでもすぐ悲しくなって、子供みたいに泣いていたんですけど。でもこの頃、カレなんかとけっこう突っ込んだ話になっても、心理的につき動かされて泣くという方向へは行かず、むしろ思考が飽和状態というか、おおげさに言うと、「無」に近いっていう感覚かなあ、と思うような状態になるんです。

だから、あんまり泣かなくなりました。あ、でも自分の幼少時代のかわいそうな経験を思い出して、ちょっと泣きそうになったけど、前みたいに激して泣くという感じじゃないですね。

ただ、いろんな小説や映画や芝居をみる意欲がまだ復活しないのでそういうものに対してどうかは、まだわかりません。これから、少しずつそれらにも触れていこうと思ってます。

7番読んでいて、認知療法やRPGなどで、ピーターさんがご自分の時間をある意味で充実して使っているんだなあと思って、なんか嬉しいです。ピーターさん、すごいよ！　日によって、気持ちの浮き沈みはあると思うけれど、それはやりすごして、療法もゲーム同様、楽しんで下さい。また（^-^)。

ピーター（98年2月7日）

「お久しぶりです(^^)（長文です…(^^;;)」

うさきさんの書き込み、読んでますよ(^^)。

僕の今年の目標は、通院できるようになることです(^^;。気の長い話ですけど。2月の目標はホームページを、「仮」でもいいからアップする事。うさきさん、インターネットのほうが可能でしたら遊びにいらしてください。開設したらURLをメールに書きますので。

＞認知療法に興味を持たれてる方が増えているみたいで、

＞良い出会いがまたあられたんじゃないでしょうか。

そうですね。どうやら他の療法（交流分析等）よりも新しい概念らしいので、例えばGさんの、最近読み始められた、というような書き込みに最初は驚いたのですが、実際に体験した（あるいは実践した）方はまだ少ないのでしょうね（そんな当たり前の事に今ごろ気づいたのです）。

僕は医者ではないので、でしゃばった事は書けないんですが、例えば巷では「森田療法」に関してはかなり浸透しているというか、ＴＶでも創始者の森田氏の生涯が特番で取り上げられたりしますので、一般の方も「そうか、心の問題には森田療法だ！」と頭の片隅に記憶されるのではないでしょうか？　例えば僕自身も親に勧められましたし。けれども森田療法の内容を知る度、僕などはかなり抵抗を感じます。あるいは、その抵抗を感じる部分にこそ意味があり、試してみたら「逆療法」的に絶大な効果が出るのかも知れませんが……。実際かなり苦しく厳しい療法だという事で、向き不向きも激しいのではないかと想像します。比較すると、認知療法のほうが、敷居が低いというか、当事者自身が試してみやすいというメリットがある気がします。

もちろん、認知療法にも向き不向きがありますが、僕の体験を情報としてＦＭＨに書いていく事で、「あ、森田療法より、認知療法のほうが向いているかも？」という方がいらっしゃるのではないか、その選択肢が増やせれば、という風に考えて書いています。なるべく「回復するヒント」を書きたいんです。

これと同じ様な事ですが、「過呼吸とパニック障害」に関しても気になっています。どちらもパニック的な苦痛を伴う発作には違いなさそうなのですが、「パニック障害」に関しては、これも新しい概念なので、まだ一般的に医師の間でも浸透していないようです。そのため、実際にはパニック障害と診断されるべきなのに「過呼吸＝過換気症候群ですね、紙袋を持てば治ります」と診断されてしまっている方が多いのではないか？

以前「パニック発作」をインターネットで検索かけた時、パニック障害に関しての情報を載せているサイトと、新聞のコラム記事が引っかかってきたんですが、まったく逆の事が書いてあるんです。

パニック障害を扱っているサイトでは、「パニック障害の発作は、過呼吸と診断されてしまいがちですが～適切な治療が必要です～云々」。

新聞のコラム記事では、「こういう発作は、なんの事はない、医師ならばすぐに〝過呼吸〟と診断するほど、ありふれたものであり、紙袋一つで簡単に治る～云々」（一般の認識は、多分こっちでしょう）。

僕自身も、親（医者ですから）に、最初は「過呼吸だろう」と言われたんですが、自分の発作の状態を考えた時、違和感を覚えました。まだ正式な診断を受けていないので何とも言えませんが、そのパニック障害を扱ったサイトの「自己診断テスト」をやってみたところ、「身体のほうに不調がない場合、あなたはパニック障害である可能性が非常に高い」と出ました。最近は激しい発作を体験していないので、実験が出来ないのですが、今度パニックになった時は、紙袋を試してみようと思っているんです。もし、それで良くなれば「過呼吸」だし、良くならないようなら、僕は「パニック障害によるパニック発作」である可能性が高い。

もちろん、自分がまだ通院も出来ない状態なのだから、まずそれを何とかするのが「筋(^^;」なんですが、どうも医者の家に生まれた因果か、こういう事が気になってしまうのです。つい先日も母親の眼科に、「背中が痛くてどうしようもなく、病院でＭＲＩやら胃カメラやら大腸スコープやらの検査を受けたけど、原因不明と言われたんですよ」という患者さんがいらして、母がその方の背中を触ってみたところ、とても凝っていて、「これはあんた、背中が凝っているんだ、マッサージ受けなさい」と指示したそうです。その患者さんによると「眼科に来て初めて背中を触ってもらった。内科では触ってもくれなかった」そうで、昔気質の医師である母は、「最近の医者は〝触診〟すれば判る事に機械検査ばかり」とこぼしていた、なんて事がありました。

母親とは折り合わない部分も多いし、不満だった点も沢山あるのですが、医師としての姿勢は尊敬してるんで、こういう部分では共感してしまうのですよ(^^;。うちでは一応、僕はパニック障害の疑いの高い患者という事になってます。

紙袋実験は是非やってみろとも言われてます。どうも、自分を実験台にしてデータを取るような事をやってしまう困った患者なのでしょうが、そういう僕にしか書けないような情報を、FMHに書けたら良いなと思うんです（これは例えば、自分が音楽を専門的にやってきて、一般にマスコミや本を通じて流されている情報が「嘘八百」である事が多いのが気になった、という部分にも通じるものがあります。間違った情報は間違った対処に繋がりますから、それは避けたいと）。

長々書いてしまいましたが、もちろん自分の回復を最優先に考えてFMHに参加してますよ。今回のは「ここだけの話」でした（笑）。

>思考が飽和状態というか、おおげさに言うと、

>「無」に近いってこういう感覚かなあ、と

むむ、また仏教的な「無」という言葉が。いや失礼(^^;。僕も「思考が飽和状態」なら体験したことがあるんですが、「無に近い」とは感じませんでした。ただ「感情が発生しない」レベル、状態があるという意味なら、分かりますけど。う～ん。

>ピーターさんがご自分の時間をある意味で充実して使っているんだ

＞なあと思って、なんか嬉しいです。ピーターさん、すごいよ！

すごいなんて言われると照れちゃいます。嬉しいですけど、うさきさんもきっとそうだと思うけど、「モノ作り」の性というか、こういう体験でも、なんとか「ネタ」にしてやろうという部分があって(^^;。

長文、失礼しました。4番のアクティブリストで、1月の最長文記録を作ってしまったので、なんとか「美しい短文」も書けるようになりたいんですけど(^^;;。なんかまだ4番では勝手が違って、つい7番向けの長文を書いてしまう……。

ではでは(^^;/。

うさき（98年2月18日）

「私も長文になりそうな気がする……」

ピーターさん、うさきです。お返事遅れてごめんなさい。

久々に4番も覗いてみました。ちょっと前になるけど、Hさんとずーっとお話しされてましたね。改めてピーターさんの事を、また少しわかることができたかなあと思います。Hさんとはお話ししたことはないのですが、あの方のことも少しわかり、以前より身近に感じています。

私には分裂病に関してはほとんど知識がありませんし、Hさんのフォーラムでの発言を読んでも、彼がインテリということもあって、わかりづらいことが多かったんです。行政書士ですか、試験に合格されたんですね。お仕事も決まりそうなのかな？　素敵なことです。Hさん、すごい！　そうして、やはりそれがきっかけになったのか、以前より文面もわかりやすく、明るくなられたような気がします。ピーターさんとたくさん話したのが良かったんじゃないですか？　お互いにご自身のこと、かなり書いておられたみたいだし。あのやり取りは、他の人にも参考になることや、励まされることがたくさんあったと思います。

Hさんとの会話の中で、おふたりとも小さい頃から、読書がとても好きだったんですね。いえ、私は読書が苦手で、こつこつやることもできないんですよ。それに、神経症になってから特に、自分の不安感や心理状態にばかり気が行って、集中力が明らかに落ちているんです。だから、ピーターさんが『いやな気分よ……』を何回も読み返していろんな方法を試したり、Hさんがたくさん本を読んでらして資格取得の勉強もされてていうのが、本当にすごいことだと思われてならないのです。

＞「過呼吸とパニック障害」に関しても気になっています。

ええ、「過呼吸」と「パニック障害」の発作は私も違うような気がします。私もこのところ、お陰様で発作らしい発作はないので紙袋を試したことは一度もないんですけれど、思い起こすに、私の発作も、過呼吸ではなかったと思います。手足のしびれや胃部不快感、吐き気、めまい、冷え、動悸が速くなる、といった症状で、いわゆる、過呼吸の「息が吸えるが吐けない感じ」は、あまり感じなかった。

それから、「自律神経失調症」と診断された私の友人ですが、やはり、しびれてめまいがして、動悸が激しくなって立っていられないほど体が（特に背中が）痛くなって、「死ぬと思った」って言っていましたね。救急車で2回運ばれて、通院している間はデパスをもらっていましたが、効いている時間（5時間）を過ぎると、しびれと痛みが襲ってくる。でもデパスに依存していくのが嫌で、西洋医学と東洋医学の両方の診察をしてくれる診療所を探し当てたそうです。そこで彼は、まずお腹を触診されたそうです（ピーターさんのお母様のように）。今は漢方薬3種類と西洋医学の薬1種類を処方されているそうですが、よっぽど、相性が良かったらしく、10日もすると体の痛みがかなり軽減したそうです。ずいぶん気が楽になって、西洋医学のほうの薬は飲むのを忘れていることがあるそうです。デパスは当然のことながら、それ以来一切必要ないとのこと。

友人の発作がパニック障害だとしたら、という話ですが、過呼吸とパニック障害の違い、さらにはパニック障害の方の発作にも人それぞれ、いろいろな出方をするものなんじゃないかと思いました。

＞一般にマスコミや本を通じて流されている情報が「嘘八百」である事

＞〜間違った情報は間違った対処に繋がりますから、それは避けたいと

私は芝居の現場にいて、やはり世間に流れている芝居や演劇に対する情報がとても片寄っているという苛立ちを持っています。お客がたくさん入る劇団四季だけが芝居じゃねーぞ！　みたいな（失礼、感情的になってしまった）。一般的には知られていない所にも本物はある、とか、何が本物かを検討、検証することもしない昨今のマスコミ報道には、危険がいっぱいですよね。問題

になっている少年問題もしかり。

∨むむ、また仏教的な「無」という言葉が～僕も「思考が飽和状態」なら

∨体験したことがあるんですが、「無に近い」とは感じませんでした。

この感覚に関しては、私の文章力がもっと的確なら、と、はがゆい気持ちです。「無」という感覚が何なのか、きっと私にもわかっちゃいないんです。でも、きっと気分の悪いものじゃないと思います。ですから「思考が飽和状態というか、おおげさに言うと〝無〟に近い」という感じの時は決して、嫌な感じじゃないんですよ。

芝居の稽古や本番の時にときおり、自分が何かに向かって最高に集中していて、ふと、まわりの景色も相手の姿、台詞、自分の姿、台詞、お客さんの反応、温度や風も、そういったものが全部くっきりと見える（感じられる）瞬間があるんです。それは、決してカタルシスの状態ではありません。むしろ非常に冷静です。その時集中している何かというのは「私」でもあり、もしかしたら「宇宙」とか「真実」とかいうところまで行ってしまっているのかもしれない（「感情が発生しない」、「感情を超えている」状態かもしれません）。でも、決して、「自分を失っている」という状態じゃない。抽象的な言い方しかできないですけど、芝居やっているのも、こういう感覚をつかみたくてやっているようなところがあります。それが、究極的には「自分を知る」事につながるのではないか、という気がするんです。

ピーター（98年2月26日）
「遅くなりました(^^;」

うさきさん、こん★★は(^^)/。

やっと自分のサイト（ホームページ）が、「仮」ですが動き始めました。スキャナーの不調や、親父の交通事故（怪我はありません）等いろいろあって、文章もほとんど間に合わず体裁が悪いままですが、「ええい！　始める事に意義があるんだ」と、完璧主義を捨てて、そのまま開設しちゃいました。でも「始められた(^^)」と嬉しかったし、あとはボチボチ文章を足していけばいいやと開き直ってます。所詮、趣味のページですからね(^^;。

URLは、「http://homepage2.nifty.com/pshome/peter/」です。

これから、自分の病状など、いろいろアップしていくつもりです。お暇な時に覗きにいらして下さい(^^)。
>Hさんとずーっとお話しされてましたね～
>あの方のことも少しわかり、以前より身近に感じています。
Hさんの文章って、すごく分かりづらいけど、すごく鋭い部分があって前から興味はあったんです。それでずっと前に一度、僕のほうから話を振った事もあったんですけど、今回は長いツリーになりましたね。最初は全然分からなかったんだけど、どうやら僕の「ピーター」というハンドル名が、Hさんの頭の中で即座に「ピーター→ペテロ→キリストの弟子→キリスト教」とい

う連想になってしまうらしい。で、キリスト教に対して特殊なコンプレックスがあるらしく、僕のハンドル名を見るたび、それが刺激されてしまうらしいんです。

言葉の意味とか、文字とか音とか、そういうモノの「似ている」部分がドワーッと一気に頭を駆け巡って、それが自分では止められなくて、すごくつらいらしい。それが分かってからHさんの文章が理解しやすくなりました。あと、僕の生まれ育った環境に対する彼のコンプレックスもあったらしいです。でも、今回お話しできて、お互いにとって良かったと思ってます(^^)。

Hさんの文章って、あちこちに飛んでしまう時があって、それが、上記のような背景があると分かるまでは、やっぱり少し不気味だったんですよ。僕も分裂病の事はよく知らないから、ちょっと怖い、という偏見もありました。今回はHさん自身が、ご自分の事を語ろうとされ始めた時期、だったので、タイミングも良かったのだと思います。仲良くなれて嬉しいです。

>他の方より明らかに軽い症状だから、自分の

>ことを書き込むのも少し躊躇します。

でも、先日の「ラーメンがっつき」の書き込みとか、凄かったですよ。うさきさんは「復讐かも?」と書いてらしたけど、僕は「対決」だと思いました。長い長い年月、抑え続けた事で怪物化したモノとの対決。うさきさんは、全身全霊でその怪物と対決されたのだと思います。そして、その修羅場を越えられたんだなと。なぜか、ヘレン・ケラーを思い出しました。

ここ何回かの、うさきさんの書き込みを読んでいて(レスはしていませんが)、今のうさきさんは、着実に一つずつ具体的な問題を解決しようとされてますよね(^^)。どんどん回復の階段を登

られているんだなあと感じます。

最近はコンビニなんかでも、時々「ちょっと怖いな」と感じることはあるんですけど、発作は起きません。それと、夢の中で電車に乗ってリハビリしてます（笑）。夢の中でも発作起こしてるんだけど(^^;。でも、起きてから嫌な気分にはならないし、「電車が怖い」と思うけど「乗りたい」とも思えるようになってきました。満員電車は嫌だけど（笑）。要するに、どこかへ行きたいのね。そういう欲が出てきた。

＞ピーターさんが～いろんな方法を試したり、Hさんが

＞たくさん本を読んでらして資格取得の勉強もされててっていうのが、

＞本当にすごいことだと

え～と、僕は、確かに小さい頃は読書が好きでしたけど、今は本はほとんど読みませんよ(^^;。Hさんは読んでるかもしれないけど(^^;。それに、こつこつは苦手です。僕も今、それは努力中なんです。僕、こつこつ型に見えます？　だーっとやりたいほうなんですよ、昔から。

例えば、今回のホームページ作りだって、サイトの「題名」が二週間考えても決まらなかったんです。一週間前に「このまま考えてもラチが開かないから、内容から作り始めよう」って考え直しても、やっぱり題名が決まらないのが気持ち悪くて、身が入らなくて。最後の3日で焦っただけどついに題名は決まらなくて、一度は「もう、最初から全部やり直したい！」と完璧主義が出かかったんだけど、また考え直して、「工事中ですが」って書いて開いてしまえばいいやって。こんないい加減なやり方した人なんて、他にいないんじゃないだろうか、だとしたら、それもま

た面白いじゃないかなんて。
僕は、だから、うさきさんが思っているほど、凄くない(^^;。ただ昔の僕と違う点は、「こんなモノじゃ満足出来ない！　やめやめ！」ってしちゃって、後で自己嫌悪に陥るってのをしなくなった事ですね。今の僕のサイトは、とってもだらしなくて、恥ずかしいモノだけど、僕自身は「とにかく開いて、始めた」という事で満足してるし、「これからだんだん充実させていけば良い」と思えている。予定とは全然違う結果だけど、自分のページを見て「んふふ」って喜んでますもん。こういう充実感って、僕は知らなかった。中途半端で満足出来るなんて、信じられなかった。そんな自分が、また新鮮で、嬉しかったり、可愛く思えたり（危）。今回の事で、僕はまた「自己評価」の重要性が分かりました。
＞世間に流れている芝居や演劇に対する情報がとても片寄っている
＞という苛立ちを持っています。お客がたくさん入る劇団四季
＞だけが芝居じゃねーぞ！　みたいな
ねえ～っ！　ほんっと、マスコミって無責任なんだから。と言うのは簡単だけど、今って、ブームが簡単に作れてしまう時代だというのも問題ですよね。「タイアップ商法」も完成の域に来てますしね。これを売ろうと思ったら、売れてしまう（というより、売るためのノウハウが完成してる）から、新聞もＴＶも、同じソースから、同じニュースしか取り上げないし（クリッピングサービスで複数の新聞や通信社の報道見ると笑えます。同じで）。結局、多く世間に流される情報は、元をたどると、同じ「誰か」の手によるものだったりするんですよね。最近僕は、ホントに

マスコミを信用してません。

>芝居の稽古や本番の時にときおり、自分が何かに向かって最高に集中していて、
>～全部くっきりと見える（感じられる）瞬間があるんです。

まったく同じじゃないかもしれないけど、似たような状態を、僕も何度か体験しています。一瞬にして、全部が認識できる感触。スタジオでジャムセッションしていて（全部アドリブで何も決めずに演奏していて）、ある瞬間に全部がクリアーになって、他のメンバーが次に何をするのか、手に取るように分かって、何も考えなくても、自分がどうすれば良いか分かっていて、という状態を、中学の頃に知りました。確かに、冷静ですよね。うん、宇宙とか、全部と繋がっている感じがしました。ごくまれにしか体験できないんですけど。

僕が前回書いた「感情が発生しない状態」というのは、緊急事態というか、究極的な状態の時、例えば、車にはねられて空を飛んでいる時とか(^^;、ああいう時も、人間って変に冷静じゃないですか。通常でいえば「やばい、はねられた。俺、死ぬかも！　まだ死にたくねえよ～！」って感じになるはずなのに、実際には「あ、空とんでる。地面が見える。はねられたのか。死ぬかもなあ」って他人事みたいに変に冷静に状況を見ている、ってのがありますよね？　そういうような状態の事でした。ちょっと違い過ぎましたね(^^;。

うさき（98年2月27日）

「HP開設、おめでとう!」

ピーターさん、こん@@は。

いつになく早い返事だなあと思ったでしょ? なんだか今、書きたくて書きたくてしかたなくて、このところ、5番にもたくさん書き込んでいるんです。

>やっと自分のサイト(ホームページ)が、「仮」ですが動き始めました。

おめでとう! ドン、ドン、パスパス!☆

いろいろ、大変だったみたいですね。お疲れさまでした。

私は今のパソコン通信だけで満足しているので、HPなんてまだまだ。でも、友人のHPを覗いたり掲示板に書いたりするのを楽しんでたんですが、この頃、ネットスケープ3・01の調子が悪くて、接続中にフリーズしちゃうんですよ、毎回。怖くて動かせなくなってしまってるんです。あ〜ん、ピーターさんのHP、みたいよおおお! どうしたらいいんだろう。

>言葉の意味とか文字とか、音とか、そういうモノの「似ている」部分がドワーッと

>一気に頭を駆け巡って、それが自分では止められなくて、すごくつらいらしい。

なるほど。Hさんはそういうふうに苦しいんですか、やはり、私の苦しさなんか、甘ったれだなあ。

>やっぱり少し不気味だったんですよ。僕も分裂病の事は

>よく知らないから、ちょっと怖いという偏見もありました。

わかります。私は分裂病に対する偏見、今だにたくさんあります。実際に分裂病の人にお会いしたら、きっとどうしたらいいかわからない。

前に、芝居を手伝ってくれる人でちょっと変わった行動をとる人がいました。芝居を観ていて、好みの芝居じゃないと、どんなに奥の席に座っていても、ドカドカと足音たてて帰ったり、機嫌の良い時も、飲み会なんかで脈絡のない話を始めて、まわりの人が困ってしまったり。悪い人じゃないんですよ。自分が入れ込むと熱心に手伝ってくれたり、時々は、明かるいムードメーカーにもなってくれたし。芝居を観る目もするどくて、批評も的を射ていました。でも、そのうち、全く顔を見せなくなってしまいました。やはり、精神的に病気になられたようだという事でした。その時誰かが「分裂病」という言葉を使いましたが、誰も理解できず、もしくは、理解していた人がいても、そこにいる人たちの間では、話題にできないような雰囲気でした。分裂病の方に対する世間の風当たりは、神経症なんかの比じゃないでしょうね。

＞長い長い年月、抑え続けた事で怪物化したモノとの対決。
＞うさきさんは、全身全霊でその怪物と対決されたのだと思います。
＞そして、その修羅場を越えられたんだなと。

　最近、少し落ち着いてきたんですけど、この部分を読んでたらまた涙がちょっと出ちゃった。何の涙かな。修羅場を越えたと言ってもらえると、嬉しいです。

＞うさきさんは、着実に一つずつ具体的な問題を解決しようと〜
＞どんどん回復の階段を登られているんだなあと感じます。

ありがとう。行きつ戻りつですよ。読んでいただいてると思いますが、神経科の医師に「現実逃避してないか?」って言われて、かつ、抗うつ剤をもらい始めたんです。抗うつ剤はできれば早くやめたいけど、その分、抗不安剤、減らしていいって。

でも、「現実逃避してないか?」は、正直こたえましたね。カウンセラーではなく、神経科の医師のこの一喝。くやしいけどいろんな意味できました。

ヘレン・ケラーなんて、そんな立派な人にはなれませんが、彼女の「Ｗａｔｅｒ」くらいの鮮烈な「気づき」になればいいんですが。

実は「現実逃避してないか?」と言われて、肩に入っていた余計な力がふうっと抜けたと同時に、言い当てられたという動揺もあって、でもそれに対する対抗心も出てきて。この対抗心の感覚はとても久しぶりだったので、爽快なくらいでした。

その日から、また不規則になっていた生活時間を規則正しく改めようと決めました。食べる量はほんの少しでいいから、三度三度、ちゃんと食事時間をとる。できれば一日一回、昼間外に出る。テレビをだらだら見ない。認知療法の「日常活動スケジュール」の簡単なやつですが、今のところ守ってます。やっぱり、守れると、できるじゃないかと思えてきて、気分が全然違いますね。

V「電車が怖い」と思うけど「乗りたい」とも思えるようになってきました。

V要するに、どこかへ行きたいのね。そういう欲が出てきた。

「欲が出る」って、とても大きな進歩じゃないですか? なぜだかわからないけど、こうしたいっていう、子供みたいな気持ちっていうのかなあ、意味づけの必要ない、ただの「欲」。うん、すごく大切だと思う。なんか最近そういう、「なぜか?」なんて問いが必要ないような感覚を大事にしたいと思うんです。私、それを忘れていたような気がして。

∨自分のページを見て「んふふ」って喜んでますもん。こういう充実感って、

∨僕は知らなかった。中途半端で満足出来るなんて、信じられなかった。

あ〜、その「んふふ」のピーターさんの顔、見てみたい〜!「完璧なんてありえない」という言葉はもうミミタコなんだけど、「できる限りの事をしたい」と思って何かを作るっていう気持ちは大切だと思うし、何より、何かを作る気持ちになった、そして作ったという事に私は今、ピーターさんに拍手を送りたい。私はまだまだだもん、その第一歩。

∨ブームが簡単に作れてしまう時代だというのも問題ですよね。

「女子高生ブーム」だって、マスコミが作ったって皆わかってる。当の女子高生も。マスコミってバカですねえ。乗せてるつもりでしょうが、自分らが乗せられてんじゃないの?って言いたい。

∨新聞もTVも、同じソースから、同じニュースしか取り上げないし

テレビのニュース見てるだけでもわかりますね。オリジナリティが全くない。怖いのかな、何か、裏社会が。政治家と同じですね。それとも裏社会が見えてなかったりして。それくらいバカだったら、手の施しようがないけど。

∨最近僕は、ホントにマスコミを信用してません。

私も。そうすると、ますます、個人がしっかりしないといけないんでしょうが、そういう文化が日本は遅れていますよね。本当の意味の「個人主義」。私もわからないです。

>僕が前回書いた「感情が発生しない状態」というのは、

>～ちょっと違い過ぎましたね(^^;。

いいえ、私が勘違いしたというか、話題の主旨を変えてしまいました。ごめんなさい。その後、「感情が発生しない状態」は、どうですか？　また、変化はありましたか？

ピーター（98年2月28日）

「ネスケの件」

うさきさん、取り急ぎ。

う～ん、ネットスケープ3・01は一番安定しているんですけどねえ。次の事を試してみていただけますか？　1ネットスケープを立ち上げる。2［オプション］→［ネットワークの設定］→［キャッシュ］。3ディスクキャッシュをクリアしてから、キャッシュを2Mにする。

とにかく、ネスケ類のフリーズって、原因が分からないんですよ。で、一度フリーズする癖がつくと多発するみたい(^^;。僕はこれのせいでHDD全初期化&システム再インストールまでやりました。それでも完全には直らなかったけど、最近はだいたい安定してます。「これ」という解決法はないですけど、試して下さい。

他の話題に関しては、ゆっくり読ませていただいて、後日という事で。それでは(^^;/。

うさき（98年3月2日）

「RE：ネスケの件」

ピーターさん、ネスケの件ありがとう。「ディスクキャッシュをクリアしてから、キャッシュを2Mにする」をした後すぐ、ピーターさんのサイトや他の友人のところにも行ったのですがさくさく動いてくれて、約一時間、問題なく見られました。

ピーターさんのサイトには、むふふ……、でした。佐藤藍子フリークだとは。お陰で私も佐藤藍子ちゃんの事たくさん知ってしまいました。私も前から彼女には好感を持ってたんですよ。たくさんの目次、これから読めると思うと楽しみです。のんびり、納得のゆくまで楽しみながら作ってください。

他の人のサイトも楽しみました。感謝、感謝です！

ピーター（98年3月2日）

「RE3：ネスケの件」

うさきさん、こんばんは(^^)。よかったあ！　とりあえず効果はあったみたいですね。

＞むふふ……、～佐藤藍子フリークだとは。

フリークという程じゃないですけどね(^^;。ＣＭとかに出てきてもなんとも思わないし、今まで好きになったアイドルに対する感覚とは、何か違うんですよ。「ときめき度」だけで言ったら、牧瀬里穂がＣＭに出てきた時のほうが「お！」と思う。佐藤藍子には、それは感じない。ちょっと下品な話になっちゃうけど、性的な興奮が全くない。でも、気になるんだなあ。

＞私も前から彼女には好感を持ってたんですよ。

あ、それは良かった。蜷川演出の『ロミオとジュリエット』に抜擢されたんだけど、彼女は「役者」としてはまだまだ全然だから。嫌いだったら、どうしようかと、ちょっと不安になってしまった。

ところで今日は、ちょっと寝るのが嫌でこれ書いてるんですけど、ＦＭＨの、Ｉさんが亡くなられたというのを読んで、久々にショックでした。

この所、回復していく人の書き込みに勇気をもらえていたから……。

ＦＭＨの会員もずいぶん多いし、みんながみんな回復して元気になるというのは、本当はそのほうが良いけど、そうもいかないだろうし、自殺未遂をする人も度々出るから、いつかは未遂で済まない事態も起きるだろうとは思っていたんだけど……。手元に残してあるログを読み返したら、Iさんは、「良い病院と先生に恵まれた」って書いてたのに。まだ、自殺かどうかは断定出来ないけど、たぶん。親友を失った時の感覚を、久々に思い出してしまった。Iさんの事は、ほとんど知らないし、レスのやりとりをした事もないけど、悔しい。ログを読み返したら、とても優しい人だった……。どうして？ と、思ってしまう。順調に回復していたんじゃないの？ 何があったの？ それが分からないのが、また悔しい。

自分の気持ちは、ずいぶん分かるようになってきたし、それを言葉に表わす事をずっと今までやってきたのに、久々に言葉を失った。とにかく、何か書きたくて、でも、うまく書けない。言葉が出てこない。これも悔しい。ＦＭＨに、「ご冥福を……」ってアップして、思わず「ちくしょう」と言っていた。そこまで出なかった涙が、急にツーと出てきた。悲しみで泣けなかった僕が、泣けた瞬間だった。でも、こんな事で泣きたくはなかった。「戦友を失った気分……」と書いたのですが、わかってもらえるだろうか？ 犠牲を出さなければ、僕達は回復できないんだろうか？

ほとんど知らない人の訃報で、こんな気分になったのは、何年もなかった事で、ちょっと混乱してます。後でトリプルカラムをやってみるつもり。

う～ん、ちょっと滅茶苦茶になってしまいましたね。ゴメンナサイ。それでは(^^)/。

うさき（98年3月2日）

「ショックと戸惑い」

ピーターさん、こん@@は。

>フリークという程じゃないですけどね(^^;。

失礼。私もちょっと「フリーク」は極論かなあと思ってはいました(弁解)。

>性的な興奮が全くない。

女性から見ても、そういう感じがしないからいいんだと思います。色気やかわいさだけで売ってない。でも、芝居がうまいわけじゃない。人気があるのは、考えてみると不思議ですよね。

>蜷川演出の『ロミオとジュリエット』に抜擢されたんだけど、

>彼女は「役者」としてはまだまだ全然だから。

私が聞くのは恥ずかしい事なのですが、彼女はもちろん、ジュリエットですよね? う〜ん、蜷川演出の佐藤藍子のジュリエット。どうなるのかなあ、見当つきまへん。

>Iさんが亡くなられたというのを読んで、

実はゆうべ読んで、知っていました。Iさんとも、Jさんともお話ししたことがなかったし、ピーターさんみたいに過去のログを読んだりもしなかった。何か、得体の知れない虚無感におそわれてしまったというか、その事について考えたくなかった。でも、Jさんの事は心配だった(ゆうべも今日も、家には彼氏がいました。たまにFMHの事も話すんですが、この件は言えなかった、口にした途端、私の中の何かが壊れそうな気がしていたんです）。

でも、大人になってから身近な知り合いの自殺という体験がない私にとっては、実感がないことも事実です。ただきっき、Ｊさんが心配でコメントを書いたら、なんだかゆっくりと「実感」みたいなものが湧いてきました。つらい、悲しい、というより「喪失感」です。そして、私の不安神経症の予期不安を刺激しています、今。

ピーターさん、大丈夫ですか？　心配です。

＞犠牲を出さなければ、僕達は回復できないんだろうか？

犠牲を出さなければ、というのは考えすぎですよ、ピーターさん。結果的に一番そばにいたＪさんにも、今回のことは止められなかった。私たちは、悲しいけど無力だったのです。Ｉさんが決めた事を止める事は、結果的に、できなかった。それは、私たちが病人だからじゃありません。決して。誰かが悪い訳じゃない、誰のせいでもない。そんなことは考える必要はない、と私は思います。ピーターさんが苦しくならないように、これ以上つらくならないように、私はそれだけを願います。

ピーター（98年3月4日）
「ＲＥ：ショックと戸惑い」

うさきさん、こん★★は(^^)。

∨私もちょっと、「フリーク」は極論かなあと

あ、でも、筋金入りのフリークの方も、いらっしゃいますよ。

アンケートのページで「あなたは佐藤藍子の写真集を〝何冊〟買いましたか？」という設問を当たり前のように書いてる人とか(^^;、完全なるフリークです。あと、佐藤藍子が出ていれば、カタログまで集めてくるとか。僕はちょっとそこまでは出来ません(^^;;;。

∨う～ん、蜷川演出の佐藤藍子のジュリエット。どうなるのかなあ、

「藍子目当てで行って、初めて体験した舞台の素晴らしさに圧倒された」という方が多く、「震えるほどの感動」と書いてる方もいらっしゃいました。佐藤藍子ファンは視野が広い人が多いので、そのへんも出入りしてて心地良いんです（それでも「劇団四季」のほうに行ってしまうかもしれないけど(^^;)。

僕は、外出もままならないし、実はそれほど期待していなかったんだけど、そんなに出来が良いのなら、観に行きたかったなあ、と思ってしまいました。

Iさんの件ですが、僕のほうはもう大丈夫です。

あれから一旦寝て、起きてからトリプルカラムと反論法が混じったような感じでやりました。とても長い物になったけど、どこがひっかかったのか分かったし、それを合理的な反応に変えられたから。ただ、Jさんが心配……。

>ピーターさんみたいに、過去のログを読んだりもしなかった。

いや、これはちょっと違うんですよ。薬のせいかも知れないけど、記憶に全然自信がなくて。Iさんというハンドルはよく覚えていたし、だからきっと僕の興味をひくような発言をする方だったのだろうなとは思ったんだけど、どこかのツリーで、少しでもご一緒したことがあったのか、どうだったか、分からなくて。それで、過去ログを検索したんです（僕は結構、あっちこっちに首を突っ込んでしまいますから）。

検索したら、去年の暮れくらいまでは結構アクティブに発言されていたんですよね。でも、今年になってからの発言は、僕のファイルには残っていなかった。ところが僕の場合、うりこさんとかFさんとか、FMHに顔を出さない方は、むしろ「回復」されたんじゃないかという思いがあって……。便りの無いのは良い知らせ、というか、過去ログで見ても、あちこちに「良い病院と、先生に恵まれて幸せ……」って書いてあった。それに、すごく優しいコメントを書く人で……。最初は、Jさんとも I さんとも直接お話しした事がないから、僕が書いたら失礼かもと思って、レスを遠慮しようかとも思ったんです。でも、過去ログを読んでいるうちに、悔しくなってきてしまって。だから、お悔やみというよりは、あれは、僕の気持ちをぶつけたようなもんです。あのレスは……。

>Jさんが心配でコメントを書いたら、なんだかゆっくりと

>「実感」みたいなものが湧いてきました。

僕も最初は全然実感を持てなかった。やっぱりコメントを書いているうちに感情が動いてきて、

ComNiftyでアップされる様子を見ているうちに「ちくしょう」って言葉が出て涙が流れた。

僕はもう大丈夫だけど、うさきさんは大丈夫ですか？

何かあったら、メールして下さいね(^^)。

それでは、また。

ピーター（98年3月5日）
「RE：HP開設、おめでとう！」

うさきさん、こん★★は(^^)/。

え～、このメールへの返信が遅くなってスイマセン(^^;;;。
>Hさんはそういうふうに苦しいんですか、
>やはり、私の苦しさなんか、甘ったれだなあ。
苦しさは人それぞれですし、比較できるもんじゃないから。でも、頭の中が勝手に連想ゲーム状態になってしまうというのは、確かに想像しただけで恐ろしいですね。僕らが予期不安に囚われて、そこから脱出できない時と同じような感じなのかなあ？　僕は「QR（クワイエッティング・リフレックス）」という、たぶんパニック発作（通常で言えば過緊張とか）に有効な、ストレスがかかった瞬間にギアを切り替えるように自律神経の興奮を止めてしまう方法を練習している

んですが、いざ、発作が始まりそうになると、もう、うまく出来ませんね(^^;。6秒あれば出来る方法なんですけど、6秒って、結構長いんですよね。
>認知療法の「日常活動スケジュール」の簡単なやつですが、
>今のところ守ってます。やっぱり、守れると、
>できるじゃないかと思えてきて、気分が全然違いますね。
そうそう、そうなんですよね。おっと、感心してないで僕も生活を少しまともに戻したほうが良いんだよな。ちょっとここ最近は生活時間帯が滅茶苦茶ですから。僕らの病気って、今まで出来ていた事が出来なくなっちゃって、それで自信を失ってしまうから、ちょっとした事でも「できた」事が嬉しいし、前に進む意欲が出てきますよね。
>そうすると、ますます、個人がしっかりしないと
>いけないんでしょうが、そういう文化が日本は遅れていますよね。
>本当の意味の「個人主義」。私もわからないです。
日本で言われる個人主義って「利己主義」になってしまっている気がする。

僕は、バンドやオーケストラのアンサンブルとか、ミュージカルのダンスシーンとか、あとは、宴会で歌うのでもなんでもいいんだけど、日本って「とりあえず合わせていればOK」の社会でしょう? でも、合ってないんですよね、実は。ブロードウェイのミュージカルとかTVで見てると、その合い方たるや凄い。オーケストラもウィーンフィルとかベルリンフィルになると、バイオリンの弓が見えない紐で繋がっているんじゃないかと思うほど合ってる。向こうの超一流ミ

ユージシャンのリズムセクションなんか、ＭＩＤＩよりもがっちり合ってる。それなのに、そこに「個人」がちゃんと見える。ハーモニーやアンサンブルって、まず個人がなければ成り立たないって事を身体で知っているって感じですよね。

白人系も黒人系も、教会でみんなが歌うのは必ず「ハーモニー」がある音楽で、これは一人ひとりがバッチリの音程やリズムをキープしなければ合わないわけですよ。ところが日本には「ハーモニー」という文化がない（いや、本当はあったのかもしれないけど、今はもうない）。おっさん達が酒飲んで軍歌とか歌っても、ユニゾンなのに、ずれずれじゃないですか。日本では「とりあえず一緒に歌う」事が重要で、歌った結果がドシャメシャでも気にしないのね（これはこれで良さもあるんだけど）。それが日本的「集団主義」。逆に日本の個人主義は「俺知らね」になってしまう。今の中高生なんかの考え方はそうでしょ？

ところが、本当の個人主義ってのは、「俺はこうしたいんだ」「いや、俺はこうしたい」ってのをとことんまでやり合って、でも一旦納得すると、「よし、じゃあ、これで行こう」の結果バッチリなハーモニーになるわけですよ。

僕が思うには、たぶんキーワードは「リスペクト」。お互いの人格を尊敬（尊重）する事じゃないかと。「個人」に対する「リスペクト」が、日本にはない、というか弱いんじゃないかと思います。だけど、ハーモニーの事もそうだけど、本当は日本って、個人に対するリスペクトが、大昔にはあったんじゃないかと、最近思ってるんです。このへんの事はまた、サイトのほうに書きますから、よろしければ読んでみて下さい(^^;。

ではでは(^^)/。

うさき(98年3月7日)
「今度はコムニフが。でも大丈夫」

ピーターさん、こん@@は。
>佐藤藍子が出ていれば、カタログまで集めてくるとか。
うっ、出た！　ほんまもんのフリーク。
>そんなに出来が良いのなら、観に行きたかったなあ、と思ってしまいました。
外出が問題なくなったら、芝居もぜひぜひ観に行ってください。楽しみがふえましたね、ピーターさん。
>だから、お悔やみというよりは、あれは、僕の気持ちをぶつけた
>ようなもんです。あのレスは……。
私もお悔やみというには実感がやはりなかったと思う。Iさんには失礼なんだけど、その後の他の人が心配で。そして、自分の心の揺れもとどめたかった。そういう意味では私のレスもピーターさんと同じで、私の気持ちを表に出させてもらったという感じでした。
>うさきさんは大丈夫ですか？　何かあったら、メールして下さいね(^^)。

ありがとうございます。お気持ち嬉しいです。意外と大丈夫です。想像力の欠如かもしれませんが、やはり実際にお話しも、ましてお会いしたこともない方の逝去ですから、身近な人が亡くなるのとは違った感覚でした、正直言って。通信上のコミュニケーションのなせる業でしょうか。
蛇足ですが、やはり、誰かの自殺（たぶん自殺ですよね）に関して鈍感なのと、このところ身近な人が病気でつぎつぎと亡くなったので、つい比べちゃうのです。その方たちはまだ若くて死にたくなかったはずで、そういう方たちと自殺した人の気持ちを比べること自体おかしいことなのでしょうが、なんか、どこか腹が立つというか、そういう気持ちがあることも否めません。
ピーターさんに対してこんなこと言うのは、酷だったでしょうか。でも、ピーターさん、もう大丈夫ですよね。ただ、反論があったら、ご遠慮なく書いてくださいね。

＞発作が始まりそうになると、もう、うまく出来ませんね(^^;。

＞6秒あれば出来る方法なんですけど、6秒って、結構長いんですよね。

Fさんもこの前久しぶりに過呼吸発作があったって言ってました。ピーターさんも大変ですね。
私は、とても苦しい発作はもうかれこれ2年近くないです。「来そうだな」というのはしつこくありますが、とにかく寝て、適度に体を暖めて腹式呼吸をゆっくりするようにしています。時間はかかりますが。

＞日本で言われる個人主義って「利己主義」になってしまっている気がする。
＞向こうの超一流ミュージシャンのリズムセクションなんか、
＞ＭＩＤＩよりもがっちり合ってる。それなのに、

＞そこに「個人」がちゃんと見える。

芝居も音楽も、大勢でアンサンブルをとる必要があるものの場合は顕著ですね。おっしゃる通り、自立した個人があって初めて「合う」んだと私も思います。個人個人がわがままなのと、自分の実力を出しつつ他と合わせる事は、雲泥の差がある。芝居やっていても、若僧のぺーぺーが先輩をさし置いて「バイトがあるから稽古を休む」とか言うと、「十年早い！」とか思いますね。わがまま以外の何物でもない、実力もないくせに。少ない稽古でも自分さえできればいいと思ってる。本当は先輩の5倍も10倍も稽古が必要な奴が、アンサンブルとか考えてないんですよ。

＞それが日本的「集団主義」。逆に日本の個人主義は「俺知らね」に

＞なってしまう。今の中高生なんかの考え方はそうでしょ？

仲間どうしで興が乗って歌ったりする時、ハーモニーなんかめちゃくちゃでも楽しければ何かが通じ合う事もある。それはそれで大切な部分もありますね。でも、それだけじゃなくて、もっと質の高い、それは音楽や芝居じゃなくてもいいんだけど、それぞれの最大の力を出した時にできるものって、初めは十人十色で意見や波長が合わなくても、真剣に突き詰めていくとより良いものになって、しかも「合って」来る。1＋1＝10くらいになったりしますよね、そういう時にお互いに信頼も生まれる。一度信頼が生まれると、その土台はとても強固なものになる。そういう時、お互いにもらえるものがあって個人の力も倍増してるっていう経験を、私たちはもっと日常的に体験したほうがいいと思う。そういう、いわばある意味ではギリギリの厳しいコミュニケーションを日本人は忘れてしまったのかな、もともとそういう国民性がないのかな。

話が飛躍するみたいだけど、そういう文化、やり方が暗黙のうちに当たり前であると、「誰にでも好かれたい」とか「誰かに褒められたい」とかのこだわりは自然となくなり、それに重きを置かなくなると私は思うんです。

>たぶんキーワードは「リスペクト」。

>お互いの人格を尊敬（尊重）する事じゃないかと。

同感です。非常に難しい事ですけどね。きっと、まず自分を尊重しないとわからないかもしれない、相手の人格を尊重するってどういう事なのか。

>本当は日本って、個人に対するリスペクトが、大昔にはあったんじゃないかと、

>〜このへんの事はまた、サイトのほうに書きますから、

楽しみにしています。いろいろな事を解くカギであるような気がする、この事って。

では、また。

ピーター（98年3月11日）

「遅くなりまして〜(^^;」

うさきさん、こん★★は(^^)/。

>外出が問題なくなったら、芝居もぜひぜひ観に行ってください。

∨楽しみがふえましたね、ピーターさん。

そうなんです(笑)。芝居は大昔に、バックバンドのタイコのトラ（エキストラ）をやった事があるんですよ。その時、芝居やっている人ってすごく魅力的だなあと思った。その頃から、ひそかに芝居に魅かれてはいたんですけどね。観にいく機会はなかった。うさきさんの舞台、観たいですよ。

∨その方たちはまだ若くて死にたくなかったはずで、そういう方と

∨自殺した人の気持ちを比べること自体おかしいことなのでしょうが、

∨なんか、どこか腹が立つというか、

うん、これはある意味、普遍的な問題になりますね。僕の周りでは、若くして病気で亡くなった方がいないので、だから親友が自殺した時は、不謹慎にも、なぜ事故や病気じゃなかったんだろうと思ってしまいました。

ちょうど親友が死んですぐに山田かまちの作品が話題を呼んだでしょう? 僕は、親友は天才で、だから放っておいても絶対に世に出るしかない奴だと思っていたから、自殺を企てても、絶対に失敗するだろうと思っていたのね。ところが見事に成功させて死んでしまった。僕は、何が悔しいかって、親友の天才が世に出ない事、その作品が世に紹介されない事が一番悔しかった。だから、彼の遺作集のうち、音楽作品のCD化だけは、絶対に僕がやらないと気が済まなかった。で、そこで悩んだのが彼の死因。病気や事故だったら「悲運の天才」として「堂々と」紹介できる。自殺だと、そこでもうデメリットになる。なおかつ、彼の作品自体は、山田かまちのような

「苦悩」のイメージは全然ない、非常に素直で温かい音楽なんですよ。その音楽と、自殺という結末が、普通の人には納得できないと思う。彼の「詩」を読めば納得できると思うけど……。

僕の親友は「詩」と「音楽」をまったく別の物として捉えていた。彼の中の二面性、「苦悩と葛藤」を詩に、「彼だけの理想郷」を音楽に分けて表現していたから。彼は「歌詞」と「詩」も明確に区別していた。それができるだけでも大変な才能なのだけど（普通の人には分からないだろうけど）。さて、そういう二面性を、普通の人に分かってもらうにはどうすればよいか、悩み苦しみました。かつ、CD化したものを何人かに聴かせたら、全然だめなんですよ。あ〜、この凄さって普通の人には分からないんだ、と凄くショックだった。でも、そのうちに、モーツァルトの凄さが分からないのと一緒なんだなと。「苦悩するベートーベン」は分かっても、「人間なのに空を飛べたモーツァルト」の凄さって普通の人には分からないんだ、特に日本では、音楽そのものよりも、作家の人間性で評価されてしまう部分がある。どんなに良いメロディーを書いても、説得力のある歌詞のほうが評価されてしまう。「音楽」を、そのまま「音楽」としては聴いてくれない。そういう構造が分かってきて、もう、じゃあ、どうすればいいのか！　って、本当に気が狂いそうになりました。実際狂ったけど（笑）。この問題からだけは、今だに僕は自由になれていない。サイトを開いたのも、悪あがきみたいなもんです（笑）。

ただ、一つだけ、自殺というのも、一つの病気の結末だという事が僕は分かったから、それも世に知らせたいです。抑うつ状態という症状が、人を殺すのだという事を、分かってもらいたい。「自殺は卑怯だ」という単純すぎる偏見がある限り、うつ病や、抑うつ状態、ひいては心の病に対する偏見をなくす事はできないと思うから。ＢＤＩが低い時は、人間、自殺という選択肢を忘れてますからね。それは僕自身が体験して一番驚いた点だから。本当は「心の病」なんて言わずに「脳の不調」と言えばいいんですよ。そのほうが本質が分かりやすい。

「心」と言ってしまうと「肉体」が見えてこない。「脳」という肉体器官の名前を出したほうがいいと思う。日本人の中にも（西洋とは違うけど）「精神」を高潔で霊的なものとして、「肉体」と区別する部分がある。「いや～、私、肝臓が悪いんですよ」と言えるように、「いや、ちょっと脳の調子が悪くて」と（極論ですけどね）言えるようになれば、偏見はなくなるでしょう。

僕自身は「脳の調子が悪いから」と思って薬を使っているし、認知療法も、脳の「バグ」を自己修復する、そう、言ってみれば「ＮＯＲＴＯＮ」（修復ソフト）みたいなものとして考えてます。そう考えたら、ものすごく楽になったし、回復する作業も前向きに考えられるようになった。「なんだ、バグがあるんじゃあ、うまく動くわけがない」と思えたし、「バグさえなくせば、まともに動くんだ」と思えば、プログラム（脳の考え方の癖）の一部を書き換える作業も、生産的なものだから。

ダイエットで脂肪を落とすとか、ボディービルで筋肉を付ける作業と、なんら変わらないものになる。「脳のシェイプアップ」ですよ。来世紀にはトレンドになるんじゃないですか（笑）？自分のサイトでは、こういうスタンスで「心の病」の事を書こうと思ってます。

＞芝居も音楽も、大勢でアンサンブルをとる必要があるものの場合は顕著ですね。

うん、ただ音楽の場合は結構単純で、ハーモニーなんてのは、音の周波数が数学的に割り切れるかどうかっていう世界だから。例えば楽器はきちんと調律したほうが絶対に気持ち良いし、バンドのアンサンブルなんかでも「快感」追及をしていけば、自動的に合ってくるという面があるから、楽かもしれない。

僕の高校での話だけど、サイトにも書いたTOKANOって奴と二人で、「あれは、良い体験をさせてもらったね」と今でも思い出す事がある。そこは、朝から晩まで混声四部でなんでも歌う学校だったんだけど、音楽の授業で、ある先生が、コーラスの「合っている」時の気持ち良さを、面白い方法で体験させてくれた。最初はピアノの伴奏で普通に歌わせる。ある程度合ってきたら、曲の最後でピアノを止めるんです。ただし最後の和音の鍵盤を押さえて、ペダルをかけて。そうすると僕らが歌い終った一瞬後に、「空から天使の声が降ってくる」みたいに、ピアノの弦の共鳴した和音が「ふわ〜ん」って鳴るんです。みんな「え？　なになに？」ってビックリする。先生は、ニヤリと笑って「合ってると、この音がするんだよ」って説明してくれる。で、「じゃあ今度は歌の途中でピアノを止めてしまうから、この音が鳴るように、音程下げないで歌ってごらん」と。何度か失敗するんだけど、みんな「あの音」を聴きたいから、だんだん合ってきて、音程も下がらないようになる。コーラスとアンサンブルの気持ち良さを、こういう体験で知ることが出来たのは、すごく幸せな事だった。それだけでも、あの学校に行った価値はあったね、とTOKANOとよく話すんです。

それと、つい先日「中国少数民族の音楽を訪ねる」というNHKの3時間半番組が再放送されて、その中で、台湾の「高山族」と呼ばれる人達が、アジアでは珍しく「コーラス」をするのだと紹介された。聴いてみると、全然アジアじゃない。むしろアフリカや南太平洋のほうの民族のコーラスそっくりなんです。そのうえ、この人達は、たとえば「狩り」や「戦い」に出る前には、必ずコーラスをやって、もしうまくハモらなかった場合は「やめる」くらい、「コーラスのアンサンブル」を重視しているらしい。その他にも5拍子で踊る民族とか、今までの「アジア音楽」観をくつがえすような映像と音がたくさん紹介されていた。このへんは、サイトのほうに書きますけどね。

どうしても音楽中心になってしまうけど、その番組の中で、なんでもない普通の人が言った言葉や、素朴な民謡の歌詞に、すごく本質を捉えた鋭い言葉がたくさんあった。例えば「口琴」という、小さな櫛みたいな楽器を使う民族は、恋愛の告白をするとき言葉じゃなく「口琴」を使う。で、なぜかと聞くと、「そりゃあ、言葉が一番簡単だけどね、口琴を使ったほうが、もっと思いを深く伝えられるから」と、その村の女性が言ったんです。音楽をやるものとして、この言葉は嬉しかったなあ(^^;。音楽の地位は下がってるから……。とはいえ、「口琴」の音色自体を彼等は「言葉」として聴けるんですけどね。

こういう、忘れてしまった「素朴な」コミュニケーションやアンサンブルをもう一度見直す日が、きっとくると思います。「温故知新」ですよ(^^)。だから、うさきさんは芝居、僕は音楽で、「人間であること」をそれぞれ追及し続けましょう(^^)。ではでは(^^)/。

ＰＳ：会議室のほうにもレスしておきますんで(^^)。

うさき（98年3月11日）
「早すぎてすみません」

ピーターさん、こん@@は。
それにしても早起きですね、AM0806発信。びっくり。偉い。それともまさか、夜更かし？

>うさきさんの舞台、観たいですよ。
ありがとう～！　観てもらえたらほんと、嬉しいなあ。実現したら、お互いに回復したってことだしね、嬉しさ倍増ですよね。そしていいものを観せて差し上げられたら、言うことないですね。

>そこで悩んだのが彼の死因。病気や事故だったら「悲運の天才」として
>「堂々と」紹介できる。自殺だと、そこでもうデメリットになる。
「山田かまちブーム」の時はそうだったかもしれませんね。でも、今は少し事情が変わってきていて、柳田邦男さんの次男の自殺でもそうだけど、うつ病などで自ら死を選んだ人の苦悩やその家族の苦悩などを捉えようとする気運が起きてるように思います。それは始まったばかりで、どのように展開していくのか、もちろん結論なんてないのかもしれないけど、どちらにしても昔

ならひた隠しにしたような事だったのが、今は少なくともそういうふうには扱いませんね。
∨自殺というのも、一つの病気の結末だという事が僕は分かったから、
∨それも世に知らせたい～抑うつ状態という症状が、人を殺すのだという事を
これはきっと、そうなんです。他の難病のように。ただ、まだ私にはそのしくみがよくわからない。
∨「自殺は卑怯だ」という単純すぎる偏見がある限り、
∨～心の病に対する偏見をなくす事はできないと思うから。
私は「卑怯だ」とは思わないのですが、選択肢が他には皆無になるという極限状態というのは、陥った人でないとなかなかわからないかもしれない（他の、神経症や分裂病に対する世間の不理解と同じで）。現に私には、きっとわかっていない。
∨「いや、ちょっと脳の調子が悪くて」と（極論ですけどね）
∨言えるようになれば、偏見はなくなるでしょう。
例えば一部の、「分裂病」と聞くと「犯罪」とかに結びつけちゃう人々にとっては、心が病んでいるというほうが逆に言い訳であって、実は頭が脳が狂っている、という印象なんじゃないでしょうか。私は非常に単純に、自分の心が病んでいることはなんとかできそうだけど、脳が病んだら、なんかもう「お手上げ」と思ってしまいます。
∨日本人の中にも（西洋とは違うけど）「精神」を
∨高潔で霊的なものとして、「肉体」と区別する部分がある。

ちょっとわかりづらいのですが、私にはむしろ、少なくとも昔の日本の文化では、「精神」は「霊的」なものであると同時に「肉体」というか「生活」に直結していたと思うんです。昔の「生活」は「食って」「生きる」ことなので「肉体」に直結していたのではないかと。文化人類学的な話になってしまいますが、山岳信仰等は「霊的」な力を「肉体」にもらうというようなことなのではないかと理解していたんですが……。

＞「心」と言ってしまうと「肉体」が見えてこない。

これはわかるような気がします。もしかしたら、「精神」と「心」って違うのではないかしら。ピーターさんの使う言葉に対しての揚げ足取りみたいで、いじわるなんですが……。

私にとって「脳」はそれこそ、この肉体の物理的中枢なので、「脳」が病気だと思うのと、胃が悪いというのとはちょっと、深刻さが違ってきてしまいます。う～ん、「脳」の調子が悪い事に対して、それこそ偏見があるのかなあ……。

＞認知療法も、脳の「バグ」を自己修復する～

＞「NORTON」（修復ソフト）みたいなもの

と言われると、少し客観的に理解できるんですけどねー。

＞「なんだ、バグがあるんじゃあ、うまく動くわけがない」と思えたし、

＞「バグさえなくせば、まともに動くんだ」と～

＞ダイエットで脂肪を落とすとか、ボディービルで筋肉を付ける作業と、

＞なんら変わらない

うん、これらのたとえは非常にわかりやすいです。

今ほとんど直観的に思ったのですが、「脳」と「心」は重なる部分もあるし、全く違う部分もあると（「思考」と「感覚」がそうであるように）。どちらか片方が機能していなくても大丈夫に見えるんだけど、だいぶ片手落ちになりますよね。私の言葉では、こんな感じです。ピーターさんの考えと同じかなあ、違うのかなあ、きっと一部は似ていますよね。いえ、別に違っててもいいのですが、ピーターさんの言わんとするところをもっとより正確に理解したくて。

ピーターさんの高校の音楽の先生みたいに教えてくれると、楽しくなるから練習しますね、一生懸命に。いい先生でしたね。

音楽も絵もスポーツもそうですけど、フィギュアスケートのコンパルソリみたいな「超基本」ってありますね、音楽の「ドレミ」やギターのコードもそう。それができないと次はないという。芝居はこれが、いいことか悪いことか、はっきりとはないんです。だから、ド素人でも明日からでも劇団作って台本書いて字が読めて暗記すれば、一応芝居はできちゃう。そしてこれが「芝居」だと思ってしまう。それが芝居のアンサンブルのとれなさ、諸悪の根源ですね。本当はとても簡単な事なんですよ。普段我々が会話をする時「会話になってないな」と思う事ってありますね。それが基本です。普段からその感覚のわからない人には役者はできません、残念ながら。でももちろんその訓練はできます、普段の生活でも、稽古でも。

発声練習とか体が動いたほうがいいとかいうのはありますが、聾唖の方の劇団もあるし、身障者の方たちも素晴らしい舞台を作ることがあります。台詞のない芝居やパフォーマンスも演劇です。舞踏という世界もあります。ソロの場合だって、空間との対話、観客との対話ができないとそれは公演作品（「表現」）としてはつまらないものになるでしょう。始まりも終わりも「対話、会話」（コミュニケーション）に尽きます。

そして、これが非常に難しいのです。なんだか、うつや神経症の人の悩みと似たところがありますね、人とうまくつきあえないとか、自分の居場所がわからないとか。芝居の人のみならず、普段の生活でこういったことに全く問題がなく完璧だったら、芸術家とか表現とか創作とかいうものは必要なくなるかも。

音楽中心の話になっても全然構わないですよ、楽しいですから。私だって芝居の事しか話せない。でも結局、

＞だから～「人間であること」を、それぞれ追及し続けましょう(^^)。

という、同じところにたどり着こうとしてる訳ですからね(^-^)。

サイトでの「心の風邪と骨折」の話、わかりやすかった。また、ほかのページも楽しみにしてまーす。

ＰＳ：会議室へのコメント、ありがとう。嬉しかったです。

ピーター（98年3月15日）

「ブラジル時間で生きてます(^^;;」

うさきさん、おはようございます。

＞それにしても早起きですね、それともまさか、夜更かし？

わははははは(^^;;;。その「まさか」のほうです。一時期は、朝7時に起きて、1時間インターネットやってから食事して、という超健康的な生活を送っていたんですけどね(^^;。今はブラジル時間帯です。今後、1日数時間ずつ後ろにずらしていって、正常な（？）時間帯にするつもりです。

＞ありがとう～！　観てもらえたらほんと、嬉しいなあ。

＞実現したら、お互いに回復したってことだしね、

ほんと、うさきさんの舞台観られるくらいまで早く回復したいよ～(^^;。花束持っていきますからね。受け取ってくださいね(^^;;;。

＞柳田邦男さんの次男の自殺でもそうだけど、うつ病などで自ら死を選んだ人の苦悩や

＞その家族の苦悩などを捉えようとする気運が起きてる

そうですね。ゆっくりとだけど、変わってきてますよね。実際、僕が自分のサイトで「カミングアウト」しても、思ったより抵抗ないというか、むしろ興味を持って下さった方も多いしね。

やっぱり右に左に揺れながらも、世界は少しずつ良くなって来ているのかなあ……、と感じる昨今。

＞ただ、まだ私にはそのしくみがよくわからない。

僕は、すこ～しだけ分かったです。一昨年に、一度死のうと考えたから。

で、そのあと、いろいろやってきて、一番驚いたのは、抗不安剤が気分をまるっきり変えるという事と、ＢＤＩが低い時は、頭の片隅にさえも「自殺」という選択肢がない（笑）という事。

今飲んでいるセディールという薬が、５時間で切れるんです。それはなんで分かったかというと、飲み始めた最初の頃、突然やけにマイナス思考になって「やっぱり俺は死んだほうが良いんだ」と考えている自分に気が付いて、「おかしいぞ、なんでこんなにマイナスに考えているんだ？」と。よく考えたら、薬を飲み忘れていた（笑）。そういうのが何度かあって、「抗不安剤」と、それが「脳の働き」に及ぼす凄まじい影響を痛感して。つまり、たかが薬で考え方がそんなに変わる事に驚いて。同時に「怖い」とも思ったけど……。

次に、認知療法を始めて、ＢＤＩが下がった。５点以下に下がると非常に気分が良い。でも、躁状態ということではなく落ち着いている。その状態で、ふと自殺について考えてみた。そうしたら全然実感がない（笑）。「なんで自殺なんかする必要があるんだ？　他に方法はいくらでもあるじゃないか」と思える。ああ、普通の人って、この状態しか知らないんだ（笑）。なるほど、じゃあ自殺したくなる人間の気持ちは、まったく分からないわけだ、って。

さらに、だいぶ認知療法にもなれて、しばらく落ち着いていたのに、元かみさんが大阪に帰ることになったら、また変になってきて、ある日ふと「やっぱり俺はダメだ。死んだほうが良いんだ」と思ってしまった。でも「まてよ、なんでこんな事を考えているんだ？　そうだ、ＢＤＩをやってみよう」と。そうしたら見事に４０点を超えていた。ずっと１５点以下で推移していたのに。で、あわてて母親に「抗うつ剤」を処方してもらった。飲んだら一気にBDIが15点に下がって（笑）。

もう、ここまで体験すると、「自殺念慮」は単なる病気の症状だとしか考えられないじゃないですか（笑）。だって、周りの状況には何の違いもないのに、薬とか、BDIとかだけで、自殺したいと考えていた人間が「あ、自殺なんて必要なかったな」と思えてしまうんだから。このへんからですね、「脳のバグ」だと思い始めたのは。あとはやっぱり、認知療法で考え方を変えると、同じ状況でも、全然気分が違うとか。これは、単に脳のプログラムが、ちょっと間違えているんだと。そして、バグを直す方法もある……。

薬という「アクセラレーター」でプログラムの処理を良くしてもいいし、根本的にバグをなくしていくには「認知療法」があると。こういう風に考えたら、すごく楽になった。だから逆に、病気のせいでその人が「自殺」という選択肢以外見えなくなってしまうのは、とても惜しいと思うんですよ。病気さえ治れば、自殺する必要を感じなくなる人が多いと思うから。

＞脳が病んだら、なんかもう「お手上げ」と思ってしまいます。

その通りです。だから、この表現は「諸刃の剣」という事になりますね。もうちょっと考えないと、説得力のある言い方はできそうもないなあ……。

ただ、屁理屈だけど、ふと思ったんですよ。やっぱりこの言い方は、ある意味真実を言い当てているんじゃないかと。つまり、病気になった本人にとっては「お手上げ」に近いつらさであると。逆に周りの人は「心の」問題だから「なんとかなる（医者とか薬とか使わなくても）」と考えてしまっているんじゃないかな？　この辺を、誤解を受けないように表現したいですね。自分のサイトでは。

>ちょっとわかりづらいのですが～少なくとも昔の日本の文化では、

>「精神」は「霊的」なものであると同時に「肉体」というか「生活」に

>直結していたと思うんです。

うん、その通りです。ちょっと僕の説明不足ですね。たぶん、今の日本で考えられている「肉体と精神」は、第2次世界大戦中以降の考え方じゃないかな？　つまり、なんで「特攻」なんて事をやっていたかというと、「肉体と精神は別」だからでしょう。アメリカ人はそんな事はしない。パイロットはさっさとパラシュートで脱出ですよ(^^;。昔の生活が「食って」「生きる」だけだったかどうかは、僕は実は疑問を持っているんだけど、うさきさんのおっしゃるくらいの大昔の感覚を現代人も持ったほうが良いとは思う。ちょっと、身体と心を分けすぎている気がする。心というか「頭」かな？　頭も身体の一部なのにね。

例えば、抗菌グッズとか、異常な清潔指向ね。自分が腸内細菌持っていないながら、何を言うかと(^^;。腸内細菌がいなければ、食べた物を消化することもできないんだから。実際、抗菌グッズのせいで細菌に対する抵抗力が落ちてしまったという話もあるくらい。

半導体メーカーに勤める友人によると、LSIなんかを作る行程では、細菌一匹入るともうダメなんで、徹底的に無菌状態の部屋で作業をするんですよ。そうすると、一日作業すると一週間くらい調子が悪くなるんだって。外では細菌なんて空気の中を飛んでるわけだから(^^;;。

無闇に不潔にすることはないけど、肉体なんて、所詮そんなに清潔なものじゃないのに、それを無理に「清潔な物」にしたがるのよね「頭」が。

∨もしかしたら、「精神」と「心」って違うのではないかしら。

そうですね。ちょっと辞書を引いてみましょう。

こころ〔心〕

1感じたり、知ったり、考えたり、決めたりする働き。また、その大元になっていると考えられるもの。精神。2考えの一番深いところ。まごころ。3考え、思い。4思いやり。なさけ。5気。気持ち。

せいしん〔精神〕

1こころ。たましい。↕肉体。2物質をこえた不思議な働きのある存在。↕物質。3物事の一番元となる意義。真髄。4気力。根気。

∨私にとって「脳」はそれこそ、この肉体の物理的中枢なので、「精神」のほうが、上等のものと考えられているらしい。てな感じですね。

∨「脳」が病気だと思うのと、胃が悪いというのとはちょっと、深刻さが違ってえ〜と、ちょっと揚げ足取りみたいで申し訳ないんだけど、「胃腸」だって肉体の物理的中枢じゃないかなあ？　胃腸がなかったらやっぱり大変じゃないですか。宇宙人を解剖したら胃腸と生殖器官がなかったって話だけど、人類も胃腸や生殖器をなくす方向に進化するのかな？　クローン技術で生まれて、親はいなくて。そのほうが幸せなのかなあ？　僕自身は、どっちでもいいと思ってるんだけど。そうなったらなったで、価値観なんかもまったく変わると思うから。

少し極端に言うと、今の状態って、「大昔のままの身体」と「価値観の変化」が、摩擦を起こしている状態じゃないかと思うんです。

ちょっと下世話な話も入るけど、ご免なさい。今はグルメブームなどで、「美味しいものを食べる」という事は良いことだとされ、性的快楽を語ったり求めたりする事もタブーじゃなくなってきた。本来、食べる事は肉体を保つために不可欠な「作業」だし、性的な事も「子孫を残す」作業なわけだけど、ところがその「本来の部分」を「イヤ」だと考え始めてる人が増えたんじゃないか？　例えばアメリカでは精子が売られていて、子供は欲しいけど夫はいらない女性が、精子を買う。その精子には、提供者の学歴、ＩＱ、身長やスタイル、髪の色、目の色等がカタログになってる。どう思います？　こういうの（そうやって生まれた子供って、自分の事をどう感じるんだろう？　何の問題も起きないのかな？　あと２０年くらい経たないと結果は分からないけど）。

＞直観的に思ったのですが、「脳」と「心」は重なる部分もあるし、
＞全く違う部分もあると（「思考」と「感覚」がそうであるように）。
うん、だから、僕としては「霊の存在」が認められたほうが嬉しいんです。僕がなんで「脳のバグ」だと考えて、全然深刻にならないかと言うと、霊の存在を信じているからなんです。肉体は「乗り物」（ただし、非常に優れた）だとしか思っていないから「脳」を「パソコン」のようにしか考えていない。「心の病気」は「脳」という「思考器官」の「バグ」だとしか思ってないから

バグを直す作業にも全然抵抗がないんです。ただ今回病気になって、「肉体」も以前よりもずっと「愛しく」感じているけどね。「肉体」の「限界性」から学べる部分が大いにあるとも分かったし。極端に言うと、この「限界性」がなければ「幸せ」という事が分からないんじゃないかと。

逆説的に言うと、例えばスティーヴン・ホーキングがついこの間、「人類はサイボーグ化によって宇宙に適応し、宇宙に住めるような方向に進化しなければならない」と言っていたけど、「サイボーグ化」という方向性も、「霊」の存在があればこそ認められるというか……。そうじゃなければ、ひどい話ですよ。地球の生態系を壊してる人間が宇宙にまで出て行って勝手し放題するとなると、ガン細胞みたいな迷惑この上ない存在じゃないですか。

だから、物質世界の上位に霊界の存在がなければ、そんな勝手は許されませんよ。僕は、霊界が存在していて、なんらかの形で、物質世界と交信できるようになったほうが良いと思っている。霊界のほうから「サイボーグ化は良し。ただし、みだりに物質世界を荒らすべからず」という指令が出てくれたほうが良いと。他力本願だけどね。自力でいくなら、やっぱり「脱西洋的価値観」だな。

>「超基本」ってありますね、~芝居はこれが、いいことか悪いことか、

>はっきりとはないんです。

うん、芝居はそうでしょうねえ。僕なんか想像もつかないもん(^^;…。

音楽のほうも最近ひどい事になってきてますよ、例の「DTM」って奴のせいで。ニフティのMIDIフォーラムなんかの作品をダウンロードすると、平気で「間違った音」を使ってる作品

が沢山ある。クラシックのコピーとかでもありますよ。楽譜通り打ち込んで（でも、#とか♭とか忘れて）鳴っている音が変でも本人は気が付いてない。これは恐ろしい事ですよ。

本当は、前回も言ったけど、音楽には基本は必要ない。気持ち良いほうが「正しい」んだから、超ド級に才能がある人なら、ひたすら快感値の高いほうを目指せば、それだけで音楽は出来てしまう。でも、楽器で「ドレミ」をやったり、楽器をチューニングしたりする中で、感覚が精密になっていくし、より快感値の高い音が見つけやすくなる。だから、ＤＴＭだけじゃなくて、実際の楽器をいじったほうが絶対に良い。本当に、超ド級の天才以外は、ＤＴＭだけで音楽を作れるようにはならないよ（そんなのは十万人に一人いるかいないかの世界ですよ、そんな超天才は）。だから、「楽器が弾けなくても音楽が」とか「パソコンが隠れた才能を」なんてのは、大嘘もいいところ（実際に楽器を弾いてみれば千人に一人くらいは天才がいる。天才なんて結構いっぱいいるんですよ。とはいえ、千分の一だけどね）。

＞＞だから～「人間であること」を、それぞれ追及し続けましょう(^^)。

＞という、同じところにたどり着こうとしてる訳ですからね(^-^)。

はい。よろしくお願いします。ってなにを？　って感じですけど(^^;;;。

本当に最近、人間が好きになったんですよ。近所を歩いていても、まだ時々怖いと思う事もあるんだけど、今まで嫌な奴だと思っていたコンビニの店員とか、それほど嫌だと思わなくなった（笑）。人間が「愛しい」と思い始めたからなのか、それとも自己評価が上がったからなのか……。これからまた、回復して、人間関係でいろいろ嫌な目にも会うだろうし、嫌な奴にも沢山会う事になるだろうけど、なんか、前とは違う捉え方が出来そうな、そんな気がしています。

いやー、今回は長くなってしまった(^^;。もしかして、躁になってるのかしら（笑）？

ではでは、また(^^)/~~~。

うさき（98年3月19日）
「RE：ブラジル時間、最近は？」

ピーターさん、こん@@は。ブラジル時間は日本時間に戻りつつありますか？
>うさきさんの舞台観られるくらいまで早く回復したいよ~(^^;。
>花束持っていきますからね。
何にもいらないですよ~！　もし来てもらえたら、もう何とも言えず感動するだろうなー、来てもらえる事が大きな花束ですよ。

ライブもまたやりたいと考えておられるんですか？　そうしたら、私もぜひ聴きに行きますし、ライブじゃなくてもCDなど出されたらご一報くださいね。ピーターさんの音楽、聴きたい！
>実際、僕が自分のサイトで「カミングアウト」しても、思ったより
>抵抗ないというか、むしろ興味を持って下さった方も多いしね。
今は身近にそういう人が増えてきたと感じている人も多いでしょうし、芝居人なんかの間じゃ、

もう誰も驚きません。会社や一般社会も無視できなくなってますよね。そういう気運が間違った方向へ行かないように、祈りたいものです。

＞＞ただ、まだ私にはそのしくみがよくわからない。

＞僕は、すこ～しだけ分かったです。一昨年に、一度死のうと考えたから。

私が自分で死ぬというような事を考えた事があるとすれば、やはり思春期でしょうか。でもそれは、空気になりたいとか、雲の上はどうなっているのかとか、鳥になりたいとか、そういう夢想に近いものだったと思う。現世が何かつらいという感覚に気づく頃には違いないのでしょうが、「死」の実感がまだまだ乏しい時期だったろうと思います。4年くらい前、三角関係で（いきなりですが）、めちゃめちゃに取り乱した時も、相手の女を殺したい、でも殺すと男の中に彼女が永遠に残るのがくやしい、自分が死ぬのはもっとくやしい、と思っていた。

不安神経症と診断されてからも、（実はある知人がうつ病で自殺未遂経験者で、それを後で知った私がその人と話していても）私には一度も「死ぬ」という選択肢は出て来なかった。

あ、思い出した！　前にピーターさんが「そこんとこをもう少し詳しく知りたい」とおっしゃっていた事は、「うつ病は死にたい人がかかりやすい、神経症は生きたい人がかかる」の違いでしたね。でも、もうピーターさんはその辺の事おわかりでしょう。私のほうが教えてもらう立場かもしれません。

うつ病の人が重症になって死にたくなるのか、死にたくてうつ病になるのかよくわかりませんが、神経症の症状は不健康（他の内臓などの病気）になる前の信号だと、何かの本で読んだか、っのしんさんにレスつけてもらったか、どちらかです。ピーターさんにも同じ事を言ってもらった事があったかも。

私は前から市販の薬をよく飲んでいたせいもあり、薬アレルギーもほとんどないらしく、抗不安剤も抗うつ剤も、そう効いているかは実はわからないのです。というのはピーターさんと逆で、生活時間が不規則な時、薬を飲み忘れたりしても、家にいる限り平気だったり、家で予期不安が襲っているときに抗不安剤を足して飲んでもすぐには状態は改善しないし、この前抗うつ剤を出された時も薬を飲む前から、気分はすっきりしてました。それは診察で怒られて泣いて、しゃべって、うさ晴らしができたからでしょう、たぶん。ただ、精神的に薬には依存している傾向はあります。抗不安剤は今、以前の半分にまで減らしていますが、それで状態が元に戻らないのはいい事ですが、外出の時はもちろん家にいる時も、完全にやめる勇気が今はありません。

>病気になった本人にとっては「お手上げ」に近いつらさであると。

>逆に周りの人は「心の」問題だから「なんとかなる（医者とか薬とか使わなくても）」

>と考えてしまっているんじゃないかな?

「心の問題」と言うとなんだかぼやけるじゃないですか、だからわからない人には、わからない理由づけにされてしまう、この言葉。

>「胃腸」だって肉体の物理的中枢じゃないかなあ?

そうですね、確かに。でも胃を切除した人が残った胃で比較的普通に暮らせても、脳を少しでも取ったりしたらそうはいかないですよね、私はそれを考えてしまったのです。

∨「本来の部分」を「イヤ」だと考え始めてる人が増えたんじゃないか？

∨例えばアメリカでは精子が売られていて、
私はアメリカの女の人みたいにしてまで子供なんかいらない。というか、男（雄）と女（雌）の性交によって初めて生まれるものを、その手順を踏まないで産んでも、それはすでにクローンと言っても過言ではない。自然の摂理に反している。「愛」とか言うと陳腐かも知れないけど、「愛している人の子を産みたい」とかって、日本人だけなのかなあ……。そうやって生まれた子供はほんと、どんな人間になるのか想像もつきませんね。

話は変わりますが、この間ＦＭＨの７番で「他人が気分が悪くなると自分も」と発言した件で、トリプルカラムをやったら、

「私は何も悪い物は食べていない。彼の苦しみは彼にしかわからない。彼をいたわってあげても症状が和らぐまで待つしかない。私が苦しんでも彼の苦しみは和らがない。自分も気分が悪いんだ、いたわってあげられない事だってある。私が気分が悪いのは私のせいじゃない。もちろん、彼のせいでもない。彼が早く起きないからご飯がわるくなったんだぞ。電車の中で気分の悪かった子を助けられたこともある。腹下しくらい大したことじゃないじゃないか。誰でも時々やる事だ」

等々、考えたのですが、今ひとつ、どうして他人の、それも身近な大切な人の体調の不調に共感しすぎてしまうのかは、わかりません。自分の事でまだ手一杯だから、気づかってあげられないから？　でもそれと、同時に気分が悪くなる事は何の関係があるのでしょう、まだ謎です。主

治医も、気分がうつっちゃうのね～（よくある事さ）、みたいな事言ってただけでした。

　次にこういう機会があったら自分をもっと観察してみようと思っているのですが。

ピーター（98年3月21日）
「6時起床、11時消灯(^^;」

うさきさん、こん★★は～(^^)/。

＞ライブじゃなくてもCDなど出されたらご一報くださいね。

＞ピーターさんの音楽、聴きたい！

ライブは、どうかなあ？　ちょうどTVが取材に来たりとか、僕が最後にやっていたバンド（AZUMAバンド）が上昇気運の時に僕が病気でリタイアしてしまったから。ギタリスト（AZUMA）は今、他のドラマーとライブやっているはずです。僕はクビにはされていないはずだけど……。自主制作のCDも一枚出してます（売れてないけど、全然）。そのバンドのホームページに行ってみます？

　URLは、「http://home.interlink.or.jp/~a-baba/azuma.html」です（ずっと更新されていないから、僕がコンテンツを引き取ろうかと思っているんです）。

　メンバーの白黒写真もあって、真ん中に写っているのが僕です。顔はよく分からないけど。なんか「大学の軽音学部」という感じに写っていますが、おもいっきりパンクバンドです（笑）。ちなみにしかし、僕自身が曲作るときは、だいたいポップス系です。

＞私が自分で死ぬというような事を考えた事があるとすれば、

＞～でもそれは、空気になりたいとか、

＞～そういう夢想に近いものだったと思う。

僕は中学2年の時、遺書を書いて手首にカッターナイフ当てたことがあります。登校拒否になる寸前の頃で、親は全然理解してくれなくて、親父にはタバコの火を押しつけられるし、もちろん学校は知らぬフリだし、年齢が年齢だから一人では何も出来ないし、という無力感から、死のうと思いました。3時間くらい手首にカッター当ててたけど、結局「引く」事が出来なかったですね。その時に、「動物的本能」ってのは強いんだな、と思いました。それで、「もう一日だけ生きてみよう。それで、何か良いことがあったら、死ぬのは止めよう」と思って、朝、電車に乗ったら、初恋の人と会うことが出来ました。もう、フラれて（というより、痴漢だと誤解されてずっと相手はこちらを避けていた。今でいえば、ストーカーだと思われていたのかな？）いたから、ただ眺めただけですが。それから「今後一切、自殺はしない」と決めて、もちろん、何度も「死にたい」とは思ったけど、「やっぱりダメだ、死のう」と思ってしまったのは、一昨年までなかった。

自殺を考えてしまう人は、「合理的な反応」が出来なくなってしまう。僕も試したから分かるけど、ＢＤＩがすごく高くなると、もうトリプルカラムも何も出来ません。パニック発作の最中みたいなもんですよ。（予期不安の段階で他の選択肢を取っていれば良いんだけど）発作に翻弄されている時は、もう正常な思考は出来ないでしょう？　「自殺発作」なんじゃないかな？　自殺念慮が、予期不安みたいなもので……。自殺してしまう人は、最後の段階では、無感情に自動的にやってしまうらしいですよ。僕は2回とも、まだ思考が残っている状態だったから「未遂」にも至らなかったけど。

>胃を切除した人が残った胃で比較的普通に暮らせても、
>脳を少しでも取ったりしたらそうはいかないですよね、

あ、やっぱり(^^;。実は先のメールでも書こうかと思ったんですけどね、極論すると、脳が半分なくても普通に生活していた人はいます。それと、打撲性の記憶喪失とか、脳出血のための一部機能の喪失（しゃべれない等）なんかを思い出してもらえれば分かると思いますけど、脳も分担作業をしているから。昔は、粗暴な人をおとなしくさせるのに、脳の一部を切り取る「ロボトミー手術」なんかも行われていましたし。

で、僕は今回、自分がこういう病気になって分かったのは「気が狂う」といっても、なにもかもが変になるわけじゃないんですね。まあ、たまには何もかも変になって、それこそ病院に強制収容するしかない、という事もあるけど。

救急車の音で叫び出したいほどになったり、友達の「声」がナイフで刺してくるように感じられたりしていても、思考する事は出来る。水と火を間違えたりはしない。そういう点で、ＴＶなどの「気が狂った」とか「ひどいノイローゼ」の演技は、ちょっと違うぞ、と(^^;。精神疾患を、ああいう風にイメージされるのは困るなあ……、と思ったわけです。

＞「愛」とか言うと陳腐かも知れないけど、「愛している人の子を産みたい」＞とかって、日本人だけなのかなあ……。

もし、ご不快な思いをされたら、ゴメンナサイねm(_ _)m。ちょっと最近、僕が考えている事を書きますね。あえて、直接的な表現も使うけど、お許しください。

僕は男だから、前は「愛とＳＥＸ」が直接結びつかなかった。でも今は、快楽だけのＳＥＸには、むしろ魅力を感じなくなってしまった。

コペルニクス的転回ですね。天動説から地動説への。ＳＥＸは、男女間の肉体を使った、愛の最上表現だと思うんですよ。相手の事が、もう、好きで好きで仕方がないから、「手をしっかり握り合う」というような所から「抱きしめたい（相手の存在を自分で包んでしまいたい）」「くちづけしたい」となって、自然にそうなるんじゃないかと……。本来の人間のＳＥＸって、たぶん、動物的本能を無視しても、身体の構造とお互いの思いが高まった結果、誰にも教えられていなくても、そうなると思うんです。「好きだ好きだ〜！　もう離れたくない！」がお互いに極限まで行ったら、自然にそうなるというのが理想じゃないかな……。で、その結果として、命が芽生えたら……。こんな幸福はないですよね。アダムとイヴが実在したとしたら、僕はたぶん、こうだったろうと思うんですけど、どうでしょう？　あまりに観念論すぎるかな？

本当に、もし、うさきさんを不快にさせてしまっていたら申し訳ないですけど、以前から考えていたことなので、女性のうさきさんは、どのように感じるのだろう？　と思って今回、書かせてもらいましたm(_ _)m。
>どうして他人の、それも身近な大切な人の体調の不調に
>共感しすぎてしまうのかは、わかりません。
僕なんか、リモコン状態になりましたよ。「あ～、なんか具合が悪い」と思ったら、知らない間に母親が怪我していたとか(^^;。なんなんでしょうねえ。一種の、超能力とか、霊媒体質みたいなものかも知れません(^^;。よく、霊媒師の人で、霊のいる場所に行くと具合が悪くなる人がいるけど、あれって、単なるパニック発作なんじゃないか？　なんて事も思ったり(^^;;。
ではでは、また(^^)/~~~。

うさき（98年3月24日）
「早起き頓挫」
ピーターさん、こん@@は。
私のほうが、最近夜中まで目が冴えちゃって、朝は10時頃起きる日々になってしまいました。
>自主制作のCDも一枚出してます（売れてないけど、全然）。
どうすれば手に入るんですか？　欲しい。あ、パンクなんですっけ。……こころして聴きます（ちょっと不得意分野なの）。

>僕自身が曲作るときは、だいたいポップス系です。
あ、じゃ、こちらのほうが私には聴きやすいかな？　聴きたいなあ。
>年齢が年齢だから一人では何も出来ないし、
>という無力感から、死のうと思いました。
私は中学1年の時、登校時刻になると胃が痛くなって、うんうん言いながらなんとか行ってました。でも、すぐ、冷や汗かいて保健室にこもっちゃう。胃が痛くならなくても、よく教室の窓からぼーっと外のイチョウの木を眺めていました。せつないとか、その頃意識したかもしれない。夜になるとなかなか寝られずに、日記やイラストめいたものをたくさん書いていましたね。でも、死ぬことは選択肢に上らなかった。保健室の先生は「自我の目覚め」とかって親に説明してたみたいです。
>パニック発作の最中みたいなもんですよ。～最後の段階では、無感情に
>自動的にやってしまうらしいですよ。
トイレに行きたくなったら行くみたいな感じかなあ、ひどいたとえだけれど。そういう状態って、やはり悲惨ですね。見た目にはむしろ落ち着いて見えたりして、周りの者にはわからない、でも本人の中ではもう次に起こす行動が決まっていて何の迷いもない。そしてやり遂げてしまう……。よく自殺した人の身内が、直前はそんなふうに見えなかったと言いますものね。
>あ、やっぱり(^^;。実は～脳が半分なくても
>普通に生活していた人はいます。

そうか、私の知識不足だったのですね。

＞「気が狂う」といっても、なにもかもが変になるわけじゃない～
＞思考する事は出来る。
＞水と火を間違えたりはしない。

そう、そう。少なくとも私たち（私はＦＭＨで発言できる程度の人しか知らない）は、そうですね。（病気じゃない人が）誰かのパニック発作を見ても、それを「気が狂った」とは思わないでしょうし、実際私も発作の最中、一応「なんとかしなくちゃ」くらいは考えている。

あの、今、ふと思ったのですが、私くらいの軽い神経症の場合にしか言えないのかもしれませんが、パニック発作はもしかしたら成長期の「成長痛」でもあるのかもしれない。虫が脱皮する時に痛みを伴うのかどうか知りませんが、そういう一面もあるのでは……。脱皮したい、または逆に休みたい、とにかく今の状態から抜け出したいと「脳」が（？）感じたりした時に、思考や判断を飛び超えて、神経症の症状で合図してくる。うつ病の場合も少し、そう言えなくもない。

うーん、うまく説明できませんが……。

＞ＴＶなどの「気が狂った」～演技は、
＞ちょっと違うぞ、と(^^;。

だいぶ、違うでしょう。でも、リアルに演技できる俳優もそうはいないかも。精神疾患にも実に様々な症状があるという事は、知らない人がほとんどでしょうね。私だって、ＦＭＨで発言される方と実際に通っているクリニックに来ている人くらいしか知らないので、閉鎖病棟にどういう人が入院しているのか知らない。見た事ないですから。

岩井俊二監督の『PICNIC』は、閉鎖病棟の若い患者が脱走する話なんですが、たぶん分裂病の設定だと思います。が、あれがリアルなのかどうか、私にはわからない。でも、常に妄想に支配されているわけではないので、患者どうしで「なぜ、ここに入れられたか」などと話すシーンは普通に会話してるんですよ。妄想に苦しめられるシーンなんか、本当にああいうふうになるのかも知れない。監督はできる限りの取材はしているようですが、精神病者の描写に限らず、(観る側の態度としては) 映画やドラマはフィクションだという事を踏まえて観ないといけないでしょうね。
>本当に、もし、うさきさんを不快にさせてしまっていたら申し訳ないですけど、
「愛とSEX」の話、別に不快ではありませんよ。人間ならというか、動物なら、当たり前の事ですものね。

私も女と男は「好きだ好きだ~! もう離れたくない!」があって初めてSEXがあり、そうして自然と子供ができるというのが自然だと思います。ただ、私も以前は愛とSEXが必ずしも一致しないと思う時もありました。愛に至る前のなぐさめや、いたわりだけでも、SEXはあってもいいと思っていたからです。今でもそれは絶対だめとは思っていません。愛、でなくても動物的本能か、同情か、とにかく抱き合いたいという気持ちになったらSEXに至るのもしかたなかろうと思います。私は今はそこまで元気がないので、たぶんそういう形ではしないと思いますが。

∨で、その結果として、命が芽生えたら……。こんな幸福はないですよね。

私に言い替える言葉はありません。強く共感いたします。

ジョディ・フォスターのお腹の子供が試験管ベビー（体外受精？）だという噂ですね。あくまでも噂ですが。私は彼女の演技や醸し出される理知的な雰囲気が好きなので、この噂は正直、嘘であって欲しいと思っています。彼女は一体どういう理由で子供が欲しかったのだろう。

「愛」というのは複雑で、美しいばかりではないと思います。所謂ごたごたも、愛しているから故だったり。そういうごたごたや、相手との生活の歩みよりや協力、それらも含めて「愛」だとすると、ジョディは愛の結晶として子供を宿したのではないのでは、と疑ってしまいます。

私はもちろん愛している人の子供を産みたいですね。結婚できなくても子供が生まれたら、おとうさんはこの人で、ふたりで愛しあってあなたが生まれた、と当たり前に伝えたい（蛇足ですが、子供のできる可能性が出てきた年齢の頃から、子供ができたら何としても産むと思ってきました。もちろん今も。逆に言えば、この人がお父さんじゃ嫌だと思う様な人とSEXはしないという事です）。

ピーターさんの言いたかった事と論旨が微妙にズレたようですね。ごめんなさい。ピーターさんの書いてらした内容には補足も反論もなかったから。観念論的すぎるのかなあ？　それは私にもよくわかりませんが。

毎度のおしゃべり、失礼いたしました。また。

ピーター（98年3月28日）
「激動してます（笑）」

うさきさん、こん★★は(^^)/。

もしかして、僕のサイトの、隠しプロフィールをご覧になりました？

大人ってホントになんなんでしょうね。僕はもうしばらくピーターでいます（笑）。

∨あ、パンクなんですっけ。……こころして聴きます（ちょっと不得意分野なの）。

やっぱりパンクはねぇ(^^;、僕も、聴くのはあまり好きじゃないです。でも、若い頃はひねくれていたから、自分でもパンク調か、ド暗い曲ばかり作ってました。どのくらい暗いかと言うと、

「屠殺場」 by ピーター

明日どこかの家の食卓に並べられる運命の牛達が
屠殺場になだれ込む
人間達は笑いながら抵抗する牛共を殺し
分解して行く……（以上一番、以下省略）

17、8の頃は、こういう詞ばっかり書いていたんですよ(^^;。それがある時、自分でも嫌になっちゃって、今はポップスばっかり。しかも詞はナンセンス。メッセージソングは飽きちゃって……。

＞あ、じゃ、こちらのほうが私には聴きやすいかな？

近く、古くからの友人と「気楽に録音しようや」という話になっているので、夏前にはそれが出来ると思うんですけど。録音の悪い昔のテープなら何曲かあるけど、自分では最近の曲のほうが気に入っているから……。でも、4曲くらい送りましょうか？　テープで。

＞愛に至る前のなぐさめや、いたわりだけでも、SEXはあってもいいと～

＞今でもそれは絶対だめとは思っていません。

同感です。ただ、男はそれに甘えてしまう所があるから、どうしても女性の側に負担が大きいSEXという行為のバランスをうまく取る方策は考えないと……。

ところで、ちょっと話題がずれるけど、日本では、AVに限らず、レイプ描写を平気で使いますよね。僕は別に聖人君子ではなくて、Hビデオとかもよく観ますけど（今は観れません、借りに行けないから(^^;)、レイプ描写があると、途端に消したくなります。誰かが誰かを虐げるというのが大嫌いなんですよ。日本の「男性観」に、「女を従える」みたいなのが根強いのは、なんとかならないもんかと思います。

＞ジョディ・フォスターのお腹の子供が

＞試験管ベビー（体外受精？）だという噂ですね。

それは知りませんでした。う～ん、どうなんでしょうね。最低限、考えなければいけないのは、子供は親の持ち物ではないという事ですよね。ひとつの「人格」をこの世に送り出すわけだから。

「旦那はいらん、子供だけ欲しい」と言う人が日本でも増えているみたいだけど、子供の「人格」

は考えているのかなあと、それだけが心配になりますね。僕の中ではすでに解決しているけど、小さい頃に、寂しい思いをした子供の一人として、通販でバッグを買うようなつもりで（あまりに極端ですが）、子供を欲しがられてはかなわんなあと思います。

ではでは(^^)/。

うさき（98年4月2日）

「たばこをやめたい！」

ピーターさん、こん@@は。

＞もしかして、僕のサイトの、隠しプロフィールをご覧になりました？

昨日見ました。でも実は、私のあの会議室での「大人って何？」という発言は、お世話になっている演出家に、「うさきはやっとちょうど今大人になろうとしているのではないか」というメールをもらったから、皆さんが「大人」ってどういうふうに考えてるのか、訊いてみたくなったので発言したものです。それにしても、知らなかったとはいえ、同じキーワードを……。

その演出家の言葉はこうです（この中の「鱈（たら）」とは私の通常の愛称です）。

＞鱈からメールのような日記が届く。ふと感じたことは、鱈は今初めて大人の世界に

＞足を踏み入れたんじゃないか、というイメージだ。鱈は今まで大きな子ども
＞だったんじゃないか？　僕は心理学者でも精神科医でもないし、克明に鱈を観察
＞していたわけでもないから、これはただ単に僕の頭にひらめいただけのこと。
＞鱈が知恵熱と麻疹と思春期が突然同時に襲ってきて、もやもやと、
＞悶々と訳のわからない苦しみに恐れおののいているのではないか。
＞自分の力で破るしかない閉塞状況。誰も助けてやれない。
＞注射をうって看病してやれるくらい。治せるのは自分の意志だ。
＞でも麻疹というやつは一度かかれば一生免疫が得られる訳だから、
＞今のうちに罹っておいたほうがいいのだろう。そう感じた。
＞あまり本人に聞かせて役に立つような観察ではないので、黙っている。
＞むりやりその状況から引きずり出そうとすれば、バタフライナイフで刺されるだろう。
＞管理的なやり方ではだめだ。ただコミュニケーションだけは必要だ。
＞でもこれが一番むずかしい。
＞後ずさりする相手には、言葉もなかなか届きにくい。

これは、演出家が「日記」というタイトルで送って来たメールです。なぐさめの言葉などは何もないのですが、感動してしまいました。

あ、AZUMAバンドのホームページ見ましたよ。ピーターさんの顔、小さくてはっきりは見えなかった。バンドのホームページだから、少し曲なんか聴けるのかなあと思っていましたら、それはないのですね。それにパンクバンドのホームページとしてはなんかスッキリしてますね。CD注文しようかと思ったのですが、今、究極の金欠病で、FMHでも本を紹介してもらって欲しいのだけれど、買えないんですよ。情けないことに。病院、薬に、お金がかかりますからねえ。

>でも、4曲くらい送りましょうか？　テープで。

聴きたい、聴きたい！　後で住所書きますね。あ、でも、忙しくない時でいいですよ。

>誰かが誰かを虐げるというのが大嫌い～日本の「男性観」に、

>「女を従える」みたいなのが根強いのは、

しかも男性の中にだけそれが今だにまかり通っていますね。まかり通っていられるのは日本が男性社会であるといういい証拠なんだけど。女性の側は被害者であったわけだし、昔ほどじゃないにせよ事実も根強く残っている中で、そういう観念に囚われ続ける男性に嫌悪感を通りこして、女性はあきれかえっているというのが実情じゃないでしょうか。ストーカー犯罪とか、女性が犯罪者側になるのはまれですからね。やはり男性に、無意識に女性を虐げていいという観念があるからでしょうが、それにしてもそれを自覚していない男性が多い事に私は恐ろしさを感じるし、そういう人は本当に「ばか」だと思います（わ、感情的）。

>「旦那はいらん、子供だけ欲しい」と言う人が日本でも増えている

>みたいだけど、子供の「人格」は考えているのかなあと、

そう、子供を自分のおもちゃみたいに考えられると困りますね。実際には知らず知らずのうちにそういうふうに育ててしまっている人は多いようにも思いますが、やはり、条件のいい精子を選んで（父親不在で）子供を欲しがるという考え方は、あまり増えて欲しくはない。

でも、そういうところに登録して精子を提供する男性の考え方はいったい何なんでしょう？自分の知らないところで知らない女性が自分の子供を産んで、自分の子供が誰かもわからない。でも、一応子孫は残す。育てる義務やお金はかからずに。それに、精子が女性に提供される時にお金でももらってるんでしょうかね。そうなると、男も男ですね。だって、旦那はいらんが子供は欲しいと思う女と、子供を育てる責任は知らんがお金が欲しい男の利害関係が結婚するようなもんじゃないですか。皮肉ですね。

ああ、タイトルにもあるように、煙草がやめられなくて困ってます。今さっき、煙草が切れました。買いに行こうか今夜は耐えてみようか悩んでいます。切れると煙草の事ばかり考えてしまって、完全に「ニコ中」です。

体に悪いし、おいしくない。もう、ただの癖なんですけどね。実家には内緒なので実家に帰るとやめられるんですよ。父もホタル族で、家の中では吸いませんから。東京に戻って自分の部屋に入ると突然吸いたくなる、条件反射ですね。

ピーター（98年4月7日）

「たばこはねえ……(^^;」


うさきさん、こん★★は(^^;。

な~んだかちょっと変な状況です。少し飛ばしすぎたのかな?

トリプルカラムやっても原因が分からず(^^;;。

さて……。

大人……大人……、まず、大人というのが、経済的自立を前提としているものだとすると、僕はまだダメですね。そもそも「経済」という言葉が昔は嫌いだった(^^;。今はそうでもないし、自活のためというよりは、一つの自己評価のために、仕事がしたい……、とは思ってます。

あとは、最近よく「モデルの必要性」というのを考えるんだけど、身の周りに「こういう風になりたいと思える素敵な大人」がいないとつらいですね。贅沢なんだけど。自然に大人になれる人って、自然になっている面と、誰か「モデル」がいた可能性があると思うんです。親が「大人」じゃないと、ちと苦しいかな?

どちらにしても、今度はナチュラルに大人になりたいなあ……。無理して繕っても、息切れする事は分かったから。だから、僕はもうしばらく「ピーター(パン)」のままでいます(^^;。
>やはり男性に、無意識に女性を虐げていいという観念が
>あるからでしょうが、それにしてもそれを自覚していない
>男性が多い~そういう人は本当に「ばか」だと思います

ある種の「反動」的な部分もあると思うんですよ。オジサンは家の中で虐げられているでしょう、奥さんや娘に(^^;。尊敬されなくなった男が、男性性を短絡的に表現したりしてしまっているのではないかな? 援助交際なんかも(たぶん)そう。会社のOLとかにバカにされてるオジサンが「お金」という力で、短絡的に「俺は男」だと納得したいんだろうね。どっちにしてもやはり「リスペクト」が欠けているんだと思う。ちょっと今は悪循環ですよね。

>ああ、タイトルにもあるように、煙草がやめられなくて困ってます。

僕はもう完全にヘビースモーカーですよ~。「CABINウルトラマイルド」が一日二箱は空く(^^;;。僕の場合、本を読んでいる間は吸わないでいられますけどね。楽器弾いている時も吸わない(吸えない)です(笑)。

一番良くないのはパソコン。待たされる時間につい一服って。でもなんかストレスには良いらしいですよ。嘘かホントか、働く女性の喫煙者が多いのはストレスが多いからだとか。

じゃあ、テープ、のんびり待ってやって下さい。

うさき(98年4月10日)

「RE:たばこはねえ……(^^;」

ピーターさん、こん@@は。

調子はどうですか？　気分が良くない時はお返事など気になさらないでね、気の向いた時に、でいいですから。

私もこの2、3日なーんかおかしかったです。不安とも、うつともなんか違うんですよ。ひとつはね、天気が悪かったでしょ、ずっと。そのせいもあると思いませんか？　天気の良かった今日は朝からすっきりしてましたから。

「大人」についてのコメント、ありがとう。私も経済は今だにダメですね。私達の頃って、高校生の時、社会の授業に「政治、経済」があったじゃないですか（たぶん、ピーターさんと私は学齢が一緒）。「政治」の成績は良かったのに「経済」がからっきしダメで、ある大学の「政治経済学部」をあきらめましたから。
>自活のためというよりは、一つの自己評価のために、仕事がしたい……、
私は自活のためと自己評価の両方を、芝居以外のバイトでできないか、と考えちゃってるんですよ、ちょっと欲張りかなあ。
>身の周りに「こういう風になりたいと思える素敵な大人」がいないと
>つらい～親が「大人」じゃないと、ちと苦しいかな？
同感です。私は、母は今だに「大人」じゃない部分が多い人だと思っているんですが、父は立派な「大人」だと思える。ずっとサラリーマンでしたが、極力家庭に仕事のつらさを持ち込まず、家族サービスを「サービス」でなく自分も楽しんで、趣味も持ち、優しくそして几帳面。ただ、父は男だしずっとサラリーマンだったから、仕事の面では直接的には見本にならない。むしろ父

に対して私はずいぶん長いことファザコンでした。この頃は、父の、趣味も持ち、優しくて几帳面な部分や、おおらかな考え方を見習いたいと思っていますが。身の周り（芝居の世界での）には憧れの先輩がたくさんいるんですが、なぜか男の人が多いです。まだファザコンを引きずっているのかもしれないけど、目標がある事は恵まれていると思います。

>今度はナチュラルに大人になりたいなあ……。

>無理して繕っても、息切れする事は分かったから。

これも同感。私も繕うのは得意ですからねえ。これは癖になっていて、今でも知らず知らずにやってるんですよ。これを克服したら、他人に、「あんた、変わったねえ」って言われそう。それは気にならないので、癖を取るために、アドラー心理学の本の事をてつのしんさんやKさんに訊いたんです。ただ、今すごい金欠でまだ買えないんですが。「大人」には時間がかかりそう(^^;)……。

>尊敬されなくなった男が、男性性を短絡的に

>表現したりしてしまっているのではないかな?

でも、例えば戦国時代にしても、戦いに行く男を女はちゃんと陰で支えていた。今でも九州男児ってやつがそうですが、九州の女は賢くて芯が強い人が多いんです。そして、傍若無人でいつまでも子供のままの九州男児をしっかりサポートしているんですよ。その時、彼等は女を尊敬していただろうか。女もどれほど男を尊敬していただろうか。男と女という形で対峙させること自体に問題があるかもしれないけれど、尊敬というものがその頃から本当にあったのかどうか甚だ疑問です。尊敬というのは、お互いにできるのが一番といいと思います。だから、尊敬されてい

ないと巷でも言われ、自覚もしているかもしれない今の男性にとっては逆にチャンスでもあると思います。自分が尊敬されることよりも先に、誰かを尊敬することを学ばないと、自分が尊敬されることはないいんじゃないかしら。

>僕はもう完全にヘビースモーカーですよ〜。

そうなんですかー、なぜか私、ピーターさんてたばこ吸わないかと思ってた。根拠ないです。なんでそう思ったのかなあ……。

>じゃあ、テープ、のんびり待ってやって下さい。

はい、のんびり待ちます。昨日、体重を計ったら2キロくらい増えていました。あと、2キロくらい戻せば、ストップされていたランニングも許可が下りるかも。

明日もいい天気だそうです。良かった、良かった。では、また(^-^)。

うさき(98年4月21日)

「芝居の稽古に行ってます」

ピーターさん、調子はどうですか?

前回のメールではちょっと不調そうだったし、FMHでもこの頃あまりお名前を見ないので少し気にかかっています。どうか、私への返事などに気を遣わないでね。

私のほうはお陰様で、ＦＭＨの７、１８番にも書いた通り、6月の芝居に出る事とバイトを捜す事ができるようになりました。

稽古にはもう毎日通っております。疲れはしますが、芝居人はやはり、ひとりでいるより仲間でなんだかんだと言いながら作業するのが楽しいようです。

人材派遣の会社にも今日、登録してきました。派遣先はまだ未定ですが、稽古と並行してやるので無理しないように、面接の段階で芝居の話も通院の話もして、週に4日しか働かないという条件を出してきました。

なんとか始めてみます。ご報告まで(^-^;;;。

ピーターさんがご自分のサイト作りに忙しく生き生きなさっておられる事を祈って、今日はこの辺で。ご自愛くださいね(^-^)。

ピーター（98年4月26日）

「スミマセン(^^;;;」

ご心配おかけしてます。ピーターです(^^;。

実は、通信に使っていたノートパソコンを壊してしまったため、メールの送受信が著しく困難になってしまいました。

お返事が遅れていて申し訳ありませんが、環境が復旧するまで、今しばらくお待ちくださいm(__;m。

ピーター（98年5月7日）
「芝居のほう、順調ですか？」

うさきさん、ごぶさたしました(^^;。

天気が精神に与える影響は大きいですね。

というか昔は、例えば雨の日なども、それなりに「情緒」があって好きだったのですが、最近は雨が降ると、なんとなく「どんより」してしまいます。母によると、雨そのものよりも、低気圧が体調に与える影響が大きいのだとか。なるほど(^^;。

今日なんかは「初夏」という感じですよね。
>私も経済は今だにダメですね。
僕はもう、ホントに駄目ですね。経済観念のなさをよく指摘されますし、昔は「諸悪の根源は経済にあり」とか言ってましたし(^^;。つまり、自分から「経済的」なものを遠ざけてました。僕は、別に傲慢な意味でなく（といってもやっぱりそうなのかな？）、自分の事は「芸術家」と称してました。「地に足のついていない」夢想ばかりが得意でしたし。そうそう、僕はよく親に、

「雨天体操場」と言われていました。というのも、小学校低学年の頃、学級会で、

「雨の日にはグラウンドが使えず廊下を走ったりすると危ないから、雨の日の休み時間の過ごし方を考えましょう」

という議題があって、主に女子を中心に「お手玉」「トランプ」と、アイデアを出していたんです。が、僕は、「それでは根本的解決にはならない」とか思って、勢いよく手を挙げ、

「雨天体操場（体育館）を造れば良いと思います！」

と言って笑われました。体育館を建設するために一体どのくらいの費用がかかって、工期はどのくらいとか全然分かってなかったわけです。いまだにこの傾向はありますね。良く言えば理想論者だけど、要するに「世間知らず」。やっと最近、それを自覚したという、恥ずかしいレベルです。

∨父は立派な「大人」だと思える～趣味も持ち、優しくそして几帳面。

お父様は、理想的な「大人」なのでは？　僕の周りにはいないかな。

僕は「趣味を持つこと」の意味が分からなくて、今もまだ理解しきれてないんだけど、ただ友人の作曲家の仕事を手伝っているうちに、「音楽を職業にするのはしんどいなあ」と思って、「そうすると、やっぱり音楽が趣味になっていくのかなあ」とか考えているという状態です。

だれの言葉か忘れたけど、「1番好きな事は趣味に、2番目に好きな事は職業に」と。これの意味する所が、最近すごくよく分かります。ただ、「2番目に好きな事ってなんだろう？」になってしまう（笑）。

昔は、「こんなに好きなのだから音楽を仕事にするしかない」と思っていた。たまに才能はあるのに「音楽は趣味で」と言う奴がいると「ふざけるな！」とか思ってました。一番才能がある奴がプロになるべきだと思っていたから、「貴重な才能を自分だけのために使いやがって」と腹を立てていたんです（自分に才能がないなら、プロになれなくて当然とも思ってたし）。実社会はそんな単純な構造にはなってないんだけど、それでも昔は、「俺たちが業界を変えてやる！」くらいに思ってましたからね。まさしく若気の至りという奴ですけど。

ま、こういう事を別としても、あまりに自分が好きなものは、仕事として「割り切る」のが難しいって事はありますよね。仕事との距離が近すぎるというか、「仕事だけ」が人生になりやすい。昔はそれでも良いというか、それが最高に幸せだと思っていた。「世界最高のドラマー」と言われた故バディ・リッチみたいに、3歳から亡くなる69歳まで「ドラマー」として生きた人もいるけど、そういうのは「希有」な例だという事を、今になってやっと理解した、という所です。

「有名になれないと幸せになれない」って思い込みも、「違う」事が分かったし、マイナス面も沢山見えてきた。

ま、こういうの、ほとんど『いやな気分よ、さようなら』に書かれていて、初めてちゃんと理解できたというか……。僕にとってあの本は、「自分が感銘を受けた本」の筆頭になってしまいました（笑）。

＞なぜか私、ピーターさんてたばこ吸わないかと～

＞なんでそう思ったのかなあ……。

なんでか、そういうイメージを持たれる方が多いような。僕はヘビースモーカーだし、だらしないし、エロ本も読む奴です（威張って言う事では全然ないけど）。あ、音を立てて「ピーターのイメージ」が崩れていってますね（爆笑）？

芝居と仕事、無理せず着実に行って下さい(^^)/。

ＰＳ：テープは、もうしばらく待って下さい。

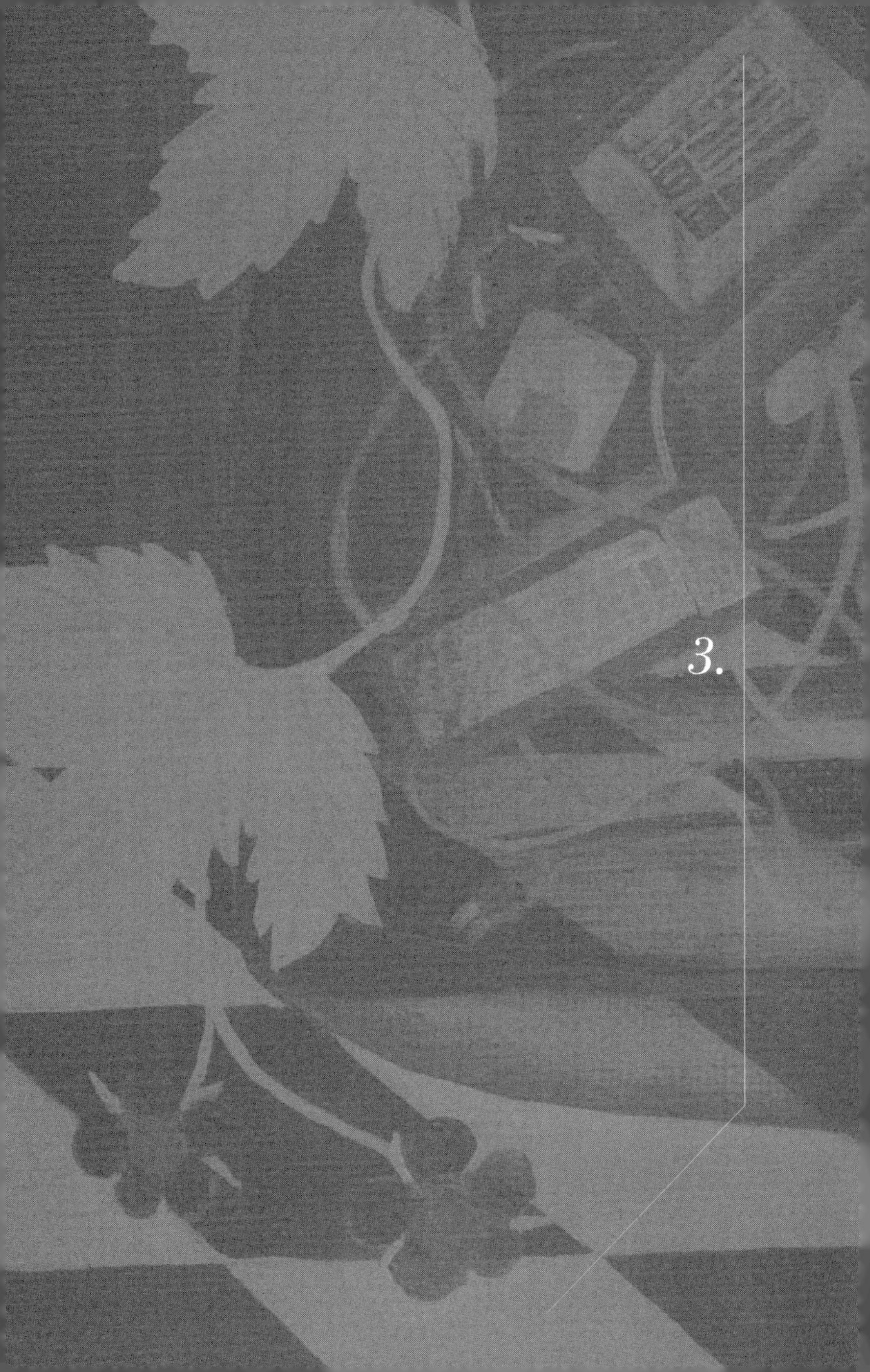

3.

うさき（98年6月19日）

「RE：お疲れさまでした(^^)／ありがとう」

ピーターさん、こん@@は。

いや～、やっとこさ終わりました。お陰様で病人や怪我人も出ず、無事終了しました。応援メールも、ありがとうございました。一週間の公演中、ささいなミスにも動揺し、いろいろ考えちゃうこともありましたが、いただいた応援メールを思いだして、興奮して寝つけない夜もなんとか眠る事ができました。

たくさんのメール交換をしているFさんが、彼氏と観に来て下さって、初めて会いました。なんだか感動してしまいました。

芝居の出来は正直言って、全体への評判は悪くはなかったのですが、私個人としてはやりきれなかった事がたくさんありました。これまで台詞をトチるなんてこと、ほとんどなかったんですが、今回は8回公演のうち、半分くらいトチったでしょうか。我ながら情けなくて。集中力がやはりいまいち全盛期には戻らなかったですね。

ともあれ、他の皆にも迷惑はかけなかったし（倒れたりしなかった）、今日も医者に「ひとつできた」と思って自信にしなさい、というような事を言われてきました。そう思えるようにこころがけようと思います。

これからどうしようか、と、ちょっとポカンとしています。たまったメールやFMHのROM

などからぼちぼち復活して、そろそろまじめにアルバイトの事も考えないといけません。

まあ、ぼちぼちやります。いつもの事ですが。

またゆっくり書きますね、以前にいただいたメールのお返事もまだだし。

とりあえず「帰還」のお知らせメールでした。また(^-^)。

ピーター（98年6月25日）
「もっとご自分を褒めてあげて下さい(^^)」

うさきさん、こん☆☆は(^^)/。

返信が遅くなりました。ポカンとし終わっちゃったくらいかな？

いやいや無事終了、ホントに良かったですね(^^)。

音楽のライブだと、大抵その日限りですけど、芝居は長丁場。もちろん勝算があって今回の公演にチャレンジされたのだろうけど、僕は、うさきさんの体力が一番心配だったんです。でも、それは杞憂だったようですね（笑）。
>Fさんが、彼氏と観に来て下さって、
これはたまらないものがあったでしょう。「戦友」みたいなもんですからね。
>集中力がやはりいまいち全盛期には戻らなかったですね。

いやいや、これは仕方ないでしょう。というと無責任ですが、何もかも完璧に出来ちゃったら、かえって怖いような気がしません？　8日間の長丁場を無事に終えたというだけでも、僕は凄い事だと思うんですよ。もっともっとご自分を褒めてあげても良いと思います(^^)（病気とは関係なく、練習では感じない「ブランクの影響」を、ステージに出て感じたって事、僕もありますもん）。

テープはもうちょっと待ってて下さい。それでは(^^)/。

うさき（98年7月2日）

「RE：もっとご自分を褒めてあげて下さい(^^)」

ピーターさん、こん@@は。

まだポカンとした状態が続いているのか、新しいユウーツなのか、ただ暑さのせいなのかわからないのですが、何かをやる気が起こらなくて、考える力も停滞していてボーっとした日々が過ぎていっています。

＞もっとご自分を褒めてあげて下さい

ありがとう。ピーターさんのお気持ち、本当に有難いです。そうしたいです。でも今、そうできない自分がいます。なんだか愚痴モードになりそうなので、あまり書けません。

Fさんに会えた事は本当にたまらないものがありました。そう、「戦友」ですものね。Fさんたら「会えたー！」って、抱きついてきたんですよ。で、ふたりで十代の女の子みたいに涙ぐんじゃったりして。とてもかわいらしい方でね、彼氏も真面目そうな頭のいい方といった印象で、帰りには腕を組んで帰られましたよ(^_^;;。

ＦＭＨの１４番は読んでらっしゃいますか？　「フォーラムのリニューアルについて」議論が交わされていますが、全部読むのだけで、二晩くらいかかりました。皆さん難しい議論をされていて、文章を理解するのに時間がかかりまして。自分の集中力がまだ戻らない事をまた感じてしまいました。

なんだか、何を書いても今日はまとまりそうにありません。優しい言葉にお礼が言いたかったのと、とにかく暑いのでお互いに調子を崩さないようにと、一言言いたかったのでした。

少し気持ちを整理してまた書きますね。乱文、お許し下さい。また。

うさき（98年7月22日）

「超、超、超遅いレスです」

ピーターさん、なんだかはっきりしない天気ですね、いかがお過ごしですか？

さて、さて、私の芝居騒ぎ（?）で、レスが遅れましたが、これから5月7日にいただいたメールへのお返事を書きたいと思います。もう、遅すぎて旬をはずしてしまいましたが……。
>今日なんかは「初夏」という感じですよね。
そう、この頃は確か暑い日がありましたね。それから梅雨に入る直前も暑かった。その頃「夏バテ」してましたからね。このところの涼しさは何でしょう、梅雨寒とは言え、もう7月も終わるというのに。
>>私も経済は今だにダメですね。
>僕はもう、ホントに駄目ですね~昔は「諸悪の根源は経済にあり」と
「諸悪の根源は経済にあり」は同感です。私は経済はダメですが、ひとり暮らしが長いと、生活の経済にはいつもいつも頭を悩ませている状態です。やれ家賃、光熱費に始まって、借金(少しですよ、と弁解)の返済、保険料(生命保険!)、病院の費用、義理の芝居を観に行くチケット代、等々。頭の中と手帳には常に家計簿のような覚え書きが。働いていた時は余裕こそなかったものの、なんとかとんとんで暮らしてました。しかし、ケチになりましたね。そして、卑屈にもなったかも。

私がちゃんとOLとして働いていた時もつらかった経済状態に始まって、日本の経済の破綻に至るまで、何しろ人間をコセコセさせたり、ケチにさせたり卑屈にさせたり、こうして病気にさせたりする大きな要因のひとつに「貧乏」がある事は、絶対に否定できない事実です(あ~、ヤダ、ヤダ)。
>良く言えば理想論者だけど、要するに「世間知らず」。

私もこの傾向があるからなあ、今だに。話がズレるかもしれませんが、私は会社勤めをしていたくせに、一般的な会社組織の規則が大嫌いなんです。まず、朝は9時出勤、当番は8時45分に来て掃除、とかいう「決まり」の必要性にいつも疑いを持ってました。規律がないとみんな自分勝手になって仕事の能率に支障をきたすから、なんでしょうけれど、私は一人ひとりが自分の仕事に責任をもって当たり処理すれば、9時に来ようが昼から来ようが構わないんじゃないか、というのが理想です。暇でも夕方5時まで拘束されるのも納得いかないし(確かに実際は、3時に暇でも、5時直前に取引先から電話が殺到することはある。誰もいなかったら、「なんだ、あの会社」って思われて困る)。

それでも日本全国が「せ~の!」で9時にオフィスの営業を始めるから、通勤ラッシュ地獄も解消されないし、「せ~の!」で12時にランチにするから都庁の近所の飲食店はいつも込み込みな訳でしょう? ゆっくり休める昼休みではない、でも、会社人間はそれに慣れていく。私は慣れたくないですね、そういう習慣には。

どうして、みんな同じ規則の中でやることに疑問を持たないのかといつも思うんですよ。でもこれも理想論でしかないのでしょうけどね。

>僕は「趣味を持つこと」の意味が分からなくて、

>「1番好きな事は趣味に、2番目に好きな事は職業に」と。

私は今、この事を考えているんです。今の私のやっている芝居は、マスコミの仕事とは一線を画していますし、利潤を目的にした興行じゃない(けれど大赤字にもしたくない)。内容だって時代の流行からはずいぶん離れている。果たしてこういうやり方はプロかアマか。

芝居で食いたいと思うなら本気でマスコミに乗る仕事を手に入れないと、まず舞台だけでは無理。しかし、マスコミの仕事は、下っ端のうちはひどい扱いを受ける事もあるし、「芝居ができる、できない」とかの問題じゃない仕事も多い。「創造」なんて領域には程遠い仕事ばかり。テレビのバラエティのエキストラの仕事で、非常に下品な事を現場でいきなりやらされたこともありました。いくら好きなことといっても、何でもいいという訳には……。でも、稼ごうと思ったら、屈辱的な仕事も屈辱と思ってはいけないのですね。それに、売れないうちは本当に、貧乏や水商売のバイトなどに耐えないとならない。そうして頑張っても売れるとは限らない。しかも時間の融通がききませんから、好きな舞台もできなくなる。

それができなくて、私はマスコミの仕事から離れました。本当は、舞台で好きな事やって認められて、たくさんお客さんが入って、舞台出演のギャラが保証されるようになり、そこからマスコミのほうからお呼びがかかる、というのが理想です。そうなるには正直言って、実力もさることながら運の良し悪しも多分にありますが。まあ、事実、そういう人は限られた存在ですね。

その甘い（?）夢を捨てずに続けられるのか、自分の実力や運のなさを認めて、それなら好きな事を趣味と割り切ってやりたい放題やるのか、難しいところです（それに、もし芝居を完全に趣味と位置づけたとしても、私も「2番目に好きなこと」が何なのか、わからないのですよ）。

今までは1番に好きな芝居をやるために、好きでもないバイトをやれていたんですが、やはり不安神経症と診断されるちょっと前からしんどくなってきました。好きでもないことは、やはり我慢してやり続けると相当にストレスフルですね。
＞「有名になれないと幸せになれない」って思い込みも、
＞「違う」事が分かったし、
私もそう思えるようになりたいです。まだまだ「どうせやるなら有名になって、認められて収入も得て」という思いから抜けられません。
正直言って、私にとってこの問題は究極にして最大の問題です。このことに折り合いをつけないと、他にたくさんあるはずの選択肢が見えて来ないのですよ。
最近はいかがですか？　私は先日久々に電車に酔って、予期不安でちょっとつらい日があって、それ以来また電車が怖いんですよ、困ったものです。
＞僕はヘビースモーカーだし、～エロ本も読む奴です
＞あ、音を立てて「ピーターのイメージ」が崩れてぐわらぐわらぐわら（崩れる音）。嘘です。安心しました、正直言って。「エロ本なんて興味ないっす！」なんて男性のほうが気持ち悪いかも。
＞PS：テープは、もうしばらく待って下さい。
ご負担になってません？　ごめんなさいね。無期延期でいいですからね。あくまでも気分が乗った時で。また(^-^)。

ピーター（98年8月12日）

「RE：超、超、超遅いレスです」

うさきさん、ご無沙汰してます(^^;;;。

テープを送ると言っておきながら、なかなか送れなくてスミマセン。サイトの更新に追われています。もうしばらくお待ちになってやって下さいm(__;m。

＞どうして、みんな同じ規則の中でやることに
＞疑問を持たないのかといつも思うんですよ。

え～と、やっぱり僕と似てるかも？　と思いました。ただ、僕の場合はある種、もっと極端で、「人が決めた意味不明の規則」は全部うっとうしく感じてました。

もっとも、年令を経るに従って、例えば、「規則正しく生活しなさい」に反発していたらやっぱり体調が良くなくなった（笑）、とか、そういう繰り返しの中で、「意味」が分かってきたものも多いです。

少し前まで、「俺が素直に従うのは、「大宇宙の法則」だけだ」とか言ってました(^^;;;。それで「原始人→無人島で果物もいで暮らす」というのが、一番自分にとって快適なように思えてしまって。もちろん今でも、その傾向はありますし、なくなる事はないでしょう。だからたぶん、サラリーマン生活は今後一生する事はないと思います。

僕の友人は変わり者が多く、占いで食ってる奴、一日しか労働した事のない奴、等、豪の者も

多いです。彼等の生き方を目の前で見れているので、あまりアセっていないのかもしれません。今占いで食っている奴は同い年ですが、一昨年までは、この僕が「大丈夫なのか(^^;」と心配するくらい「社会でやっていけそうにない」暮らしをしてました。それが今、原稿料だけで十分に食ってます。そういう例を身近で見られた事で、随分楽になりました。

＞芝居を完全に趣味と位置づけたとしても、

＞私も「2番目に好きなこと」が何なのか、わからない

はい！　はい！　同じです。僕も「2番目に好きな事」が何なのか分からない。強いて言うと、エッチな事かな……（あ〜、退かないで〜）。

意外に思うかも知れないけど、一時期、真面目にエロ本業界への就職を考えた事があります。ポルノ小説作家。これは、親が猛反対する事が分かり切っていたのと、その業界に危険を感じたので、いつも「考え」だけで止まっていましたが、真面目な話、音楽の次に自分がエネルギーを割いている事なんですよ。人は笑うだろうけど、今でも考えてます。だって、（女性のうさきさんには分かりづらいだろうけど）エロ本とかポルノビデオとか見てて「ここがまずい、俺だったらこうする」とか考えている奴って、あまりいないと思うけど、僕はそうだから(^^;。

＞最近はいかがですか？　私は先日久々に電車に酔って、

＞予期不安でちょっとつらい日があって、それ以来また

＞電車が怖いんですよ、困ったものです。

実は、僕も暑くなってから、発作がまた起きるようになってしまって、外出距離が縮んでしま

ったんですよ。コンビニも怖くなっちゃって。タバコの自販機の前で発作が起きたのには参りました。2年前の状態に戻っちゃいましたね。それで最近、また「リハビリのための外出」を始めました。やっぱり、3歩進んで2歩下がる、ですね。
>無期延期でいいですからね。あくまでも気分が乗った時で。
ありがとうございますm(__;m。恐縮です。
それでは、また(^^;/。

うさき（98年8月20日）
「残暑お見舞い申し上げます」

ピーターさん、こん@@は。
FMHの7番にコメント下さって、ありがとう。あちらにも書きましたが、噂には聞いていたけどやっぱり「3歩進んで2歩下がる」なんですねぇ。ふぅぅ……。
>だからたぶん、サラリーマン生活は今後一生する事はないと思います。
いいなあ、そうキッパリ言ってくれると胸がスカッとしますね。羨ましくもあるし。
>そういう例を身近で見られた事で、随分楽になりました。
いいなあ、いいなあ、私も会社勤め、本当は金輪際したくない〜〜〜〜！　意外と芝居の連中

って真面目っていうのか、きっちり働くんですよ。男の人はけっこうな歳になっても時間やスケジュールに融通のきく肉体労働やったり、女の人はやっぱり中小企業の経理とか、コンビニのレジとかね、地道でしょー？　私も玉の輿でもしない限りパートくらいはしないとならないでしょうから、正直、将来が不安です、最近。ちょっと前までは若くて元気でそんな心配しなかったですけどね。「規則」の話から派生したのですよね、うん、だから、私はこれからも勤め先なんかの規則に従わないとならないのかと思うと、尚更反発心が起きますね。

>僕も「2番目に好きな事」が何なのか～強いて言うと、

>エッチな事かな……（あ～、退かないで～）。

花も恥じらう十代でもあるまいし、それくらいの発言で退くようなオンナではありません、ご心配なく(^-^)。でも確かに、私の中のピーターさんのイメージからは驚き！　かな。そっち方面に明るい方だとは。でも、だからって笑いはしませんよ、私は(^-^)。

コンピューターを扱うバイトをしながら、芝居やパフォーマンスの構成、演出をしている先輩が、一時エロ本のコラム欄かなんか書いていましたよ。それこそ、ピーターさんみたいに、エロ本とかビデオの感想とか批評、書いていたんじゃないかな。女性の脚本家もバイトでエロ小説書いていたみたいだし。

私には文章を買ってもらうということがまず無理なので、その段階であきらめますけど、文才のある人でエロ系統が得意なら、そっちのほうの文章書くのって別に特に変なことでもないですよね（しかし、「エロエロ」繰り返し打ってると、さすがに恥ずかしくなるな(^-^;)。

私は今テレビ漬けになってるし、「テレビ番組評論家」にでもなるかな。ナンシー関みたいに。今はオオマジでこれくらいしか思い浮かばない……(^_^;;;。

＞実は、僕も暑くなってから、発作がまた起きるように
＞なってしまって～タバコの自販機の前で発作が起きたのには
＞参りました。２年前の状態に戻っちゃいましたね。

私の７番発言に応えていただいたのは、このような状況から、なんですね。なんと言ったらいいか、自販機の前で、っていうのは気の毒です。うつの人は秋冬が駄目みたいだけど、不安神経症って夏が鬼門なのかなあ。

話がズレるようですが、「怖い」と「嫌」ってちょっと違いますよね。私は電車（他、乗り物全部）と食事（特に外食）には怖い、と、嫌、が両方あるんですけど、例えば人と会うのは怖くはないけど嫌なんですよ。それに皆さんが７番で言っていたみたいな、床屋（美容院）や歯医者は怖くも嫌でもなく、ほとんど問題ありません。

床屋や歯医者が怖いと言う人は、「逃げられないから」と言っていますね。それは私は満員の電車なんかには感じるので、感覚がわかるのですが、人と会うのが嫌っていうのは何なんでしょうかね。病気と関係なく、面倒くさいだけなのか、やはり「ええかっこしい」の病気の根源みたいなところが露呈するから自己嫌悪に陥るのか、自分でもわからないですね。まあ、怖い、と、嫌、を区別することに意味なんかないのかもしれませんけど。

もう、つくつくほうし（つくつくぼうし？）が鳴いていますね。８月ももうすぐ終わり。１０、

11月にやっと映画の仕事が入りそうなんです。物見遊山で気楽にでかけます。薬いっぱい持って（笑）。

お互い、ぼちぼちと夏を乗り切りましょう。では。

ピーター（98年8月25日）
「残暑お見舞い、ありがとう(^^)」

うさきさん、こん☆☆は(^^)。

サイトの更新のほうに時間を食ってしまって、7番へのレスが遅くなっちゃいました。メールの事も気にかかってたんです。
>噂には聞いていたけどやっぱり
>「3歩進んで2歩下がる」なんですねぇ。
そうなんですよ(^^;。僕も分かってはいるんですけど、やっぱり動揺しました。身体の病気だと、良くなり始めれば加速的に行くもんなんですけどねえ(^^;;;。

ただ、うさきさんの場合も同じかどうかは分かりませんけども、「2歩下がった」分は、意外に楽に取り戻せるものかもしれません。ちょっと僕の体験を書かせて下さい。

タバコの自販機前で発作が起きたのは、かなりショックだったんですけど、ここから、新しい方法をあみ出したんです(^^;。「回数法」と名づけたんですけど。

どういう事かと言うと、発作が起きる程になってしまったので、コンビニが本当につらくなってしまった。「買い物をして」帰って来れなくなってしまったんです。店に入っただけで、怖くて帰って来てしまった。

で、家に帰って来てしまってから、どうにも腹が立ってきてね、「くそ！　こうなったら、何度でも行ってやる～」と思って。で、頓服飲んで、３０分後にまた行ったんですよ。そしたら、今度は大丈夫だった(^^;。で、部屋に戻って、「バカヤロー、ざまあみろ！　俺は買えるまで何度でも行くぞ！」ってガッツポーズ(^^;。

この体験がきっかけになって、ちょっと考えて……。

だけどこれは、けっして「無理して」「頑張って」やるのとは違うんですよ。プレッシャーもかけないけど、油断もしないというスタンスでやるんです。

「ああ、ちょっと今日は調子悪いな」って時なんかは、「よし、分かった。じゃあ、前まで行くだけでもいいよ。調子が悪いんだから、前まで行くだけでも十分偉いよ」とか思いながら行く。

で、もし、前までしか行けなかったら、「やっぱり調子悪かったから仕方ないな、でも前までは行った。偉いぞ」って自分を誉めてやるんです。で、さらにもしその後で、体調が良くなったら、「もう一度行ってみるか……」って。

で、それでもまた発作が起きちゃったら、「ありゃりゃ、体調良くなったと思ったけど、やっぱり今日はハードだったんだな～」と思って、凄く疲れてたら、その日は「とにかく3回は挑戦した。挑戦する事に価値があるのだあ～」とか言って寝る（笑）。

また逆に、調子が良いと思ってて発作が起きちゃった時なんかは、「わ～、びっくりしたあ、発作が起きちゃったよ。ちょっと油断しちゃってたな～、でも、買い物は出来たから、ＯＫだね」と。


なぜ発作が起きるかというと、まず、不安があるからですよね？　で、この不安は、「慣れ」でだいぶ緩和される。だから回数法は極端に言うと、発作が起きる（失敗する）回数より、成功する回数を上げてしまおうという方法なんです。安心感（成功体験）を「塵も積もれば山となる」式に積み上げて、不安の入る余地をなくしてしまおうという。

僕の場合、「なぜ2歩下がってしまったか」も分かったんですよ、考えたら。一度良くなって「安心」してしまって、外出のリハビリをサボってたんです(^^;。忙しいのもあって。それから、一度に沢山買い物が出来るようになっちゃったんで、買い物に出なくても暮らせるようになったのが、まずかった（爆笑）。

だから「回数法」で、一度で済む買い物を、何度かに分けたりもしてます。そうしたら、2歩下がってしまった部分は、意外に楽に取り戻せると分かったんです。ホントですよ(^^)。

そうそう、「姑息法」ってのもあります(^^;。

予期不安が強くなると、短い距離が遠く感じる事もあるでしょ？　そういう時は「じゃあ、自転車に乗って行ってみるか」って。そうすると、「おお～、風が気持ち良い。そうか～、昔はよくこうやって自転車で風を感じるのが好きだったよなあ」とか、そんな思いもかけぬ御利益（？）

があったりして。それで、歩いてた頃と同じ距離まで行けたら、「でも自転車だからズルだ」とか思わないで、「その距離まで到達出来たんだから、良いじゃん」って。

う〜ん、だらだら長く書いちゃったけど、うさきさんの参考になりますかね？　なれたら良いなあ(^^;。


＞意外と芝居の連中って真面目っていうのか、きっちり働くんですよ。

いや、分かります(^^;。

しかし、僕も外に出られるようになったら、いわゆるサラリーマンはやらなくても、バイトは捜すと思いますよ。雇ってくれる所があるかどうか？　ですが（36歳職歴なし男ですから(^^;)。単純に「楽」という事を考えると、何らかの内職で食うのが理想ですが、出不精になってしまうと、下手すると病気が再発しかねないので、身体が相当に健康になっていれば肉体労働も良いですね(^^)。


＞人と会うのが嫌っていうのは何なんでしょうかね。

実は、この事で先日、ちょっと分かった事がありました。まずは「パニック発作」と「不安発作」の違いについてなんですけど、僕の場合、パニックと不安発作の両方を持っているようです。

電車に乗れなくなったきっかけの時の発作は、明らかに原因不明で、突然のものだったんですけど、その後、パニック発作への予期不安から、不安発作も起こすようになったようです。

というのは、先日「人と会う」というので、明らかに不安発作だというのが分かったからなんですが。この事をちょっと書かせて下さい（うさきさんの場合とは違うかもしれないけど、なにかの参考になるかもしれませんので)。

状況としては、まず、2年程も会っていなかった友人から電話が来ました。「行っていいっすか?」と言われて、一度目は都合が悪くて断わりました。その後、もう一度都合がつかなくて断わって、三度目の電話が来た時です。やはり「今日行きたいんすけど」と言われて、さすがに三度断わるのは悪いな、と思ったんです。ただ食事中だったもので、自分の調子も考えて、「少し遅くに来てもらえます?」と、2時間後にお願いしたんです。

ところで、この友人自体が嫌いという事はありません。むしろ、会いたい気持ちは僕のほうも強かったんです。この友人は僕の病気をよく知らないという事で、緊張もあったけど、久しぶりに会えるのは嬉しかった。

ところが、約束の時間が近づいて来たら、不安感が高まってきてしまって、ついに心臓バクバク、いてもたってもいられないという「発作」状態になってしまいました。電話してドタキャンしようかと思った程です。だけど、電話に手をかけたらちょうど、玄関のチャイムが鳴った。僕は脂汗を流しながら戸を開けました。

しかし、結果的に言うと、30分前に飲んだ頓服が効いたのか、あるいは、その友人の態度が緊張をほぐしてくれたのか、発作はすぐ治まり、その後は楽しい時間を過ごしました。

さてしかし、なぜ、発作が起きたのか? それが気になった僕は、考えてみました。そして、分かりました。それは自分でも非常に納得のいく「理由」でした。

「今日、行っていい?」と言われた時の僕の本心は、

「電話で話しているのは楽しい。久しぶりに会いたいとも思う。でも、∧今日は∨会いたくない」だったんです。分かります? 僕はこの「本心」より、「三度も断わるのは悪い」という「道徳(?)」を優先してしまったんです。というより、その瞬間は、自分の「本心」に気づきませんでした。

てつのしんさんが、「不安発作は、∧本当はやりたくない事∨をやろうとした時に出る」というような事を時々書いてませんか? 僕は今回それが、「こういう事なのか」と分かったんですよ。本当は会いたくなかったから、それが「発作」という形で現われてしまったんでしょう。今回このメカニズムが分かったので、今後は「不安発作」はかなり減らせるのではないかと思ってます。

ところで僕の場合、人と会うのが「嫌」なのは、自分にとって快適な「相手との距離感」がうまくキープできない時です。これがキープできる相手と会うのは、嫌ではありません。

あと、身もふたもない言い方ですが(^^;、「自分の時間」が相手に奪われる気がして嫌な時もありますね(ひどい奴(^^;;)。

そんな感じです。ではでは、また(^^)/。

うさき(98年9月1日)

「サイトのほう、またおじゃましました」

ピーターさん、こん@@は。

ピーターさんのサイト、また行ってきました。トップページなど、とても読みやすくなっていましたね。

「独り言（日記？）」も、ピーターさんの日常を覗いたみたいな気持ちで興味深く読みました。が、何よりショックだったのは「脳にもバグが発生する」の序章。ピーターさん、本当に大変だったのですね。電車が止まった時の帰り道でのお話には、息を飲みました。親友の方が亡くなった時のピーターさんのショックも、少しだけどわかる気がしました。

私のパニック発作なんて、比べ物にならないくらい軽いものでしたから（私の場合、吐き気と嘔吐はあったけど、下痢はなかった。めまいと全身の寒気、手足の痙攣、で、怖くて心臓がバクバクしてましたけど、失神はしなかった。それに、一日に複数回起きた事はないのですよ）。ピーターさんみたいに、電車の一駅ごとに、じゃ相当辛いですね。

それから、精神的に大変だった事も、人それぞれ比べられないとはいえ、私がなくしたものは、ある程度取り戻せる事だったし。

変な言い方して申し訳ないですが、読んでいて、私よりもずっとずっと大変だった人が今、例えばご自身のサイト作成に没頭したり、復帰するべく活動されている様子に勇気づけられる思いがしました。

7番へのレスも、ありがとう。

ケースバイケースで対処するしかないのでしょうね。そして少しずつ練習。なんでもそうなんだろうけど。

>頓服飲んで、30分後にまた行ったんですよ。そしたら、今度は

>大丈夫だった(^^;。で、部屋に戻って、「バカヤロー、ざまあみろ！

>俺は買えるまで何度でも行くぞ！」ってガッツポーズ(^^;。

この「回数法」、やっぱり、ピーターさん、前向きだよね。頭が下がります、いや、ほんと。

私はもう半ば治ったような気になってるくせに、気分が悪くなることを予測して、薬を持ち歩いていています。でも、先日電車で気分が悪くなった時、薬を飲まなかった。平常は薬が減りつつあるので、意地張って、頓服的に増やすことをしないで我慢しちゃってた。医者に電車に酔った話をしたら、やはり頓服的に薬を飲み足しなさいと言われました。

薬を増やしてでも、苦手な外出、電車にチャレンジするほうが、薬を飲まないで家にこもるよりいいですものね。そう、それで外出できたら、「できたじゃないか！　見てみろ！　ざまぁみろ！」って思える、うん、うん。納得。

>プレッシャーもかけないけど、油断もしないというスタンスでやるんです。

このスタンスって、とっても大事。

「偉いよ」「褒める」「もう一度」「挑戦」「価値」「ＯＫ」。

これ、ピーターさんの「回数法」に書いてあった言葉ですけど、こういう言葉を意識的に持って、しかも自分に「言って」いるところが、私と違うところ。

後でもう少し書いてみますけど、どうも最近、思考が止まっているみたいな感じなんですよ。うつ、とも、きっと違うのですが。だから、こういうふうに自分に語りかけたり、自分に何かを課したりが、本当に少ししかできなくて。

＞この不安は、「慣れ」でだいぶ緩和される。

＞だから回数法は～発作が起きる（失敗する）回数より、成功する回数を

＞上げてしまおうという方法なんです。

ええ、確かに。7番にも書いたけど、芝居の稽古に通っていた時は、20～30分の電車に乗れたんですからね、毎日。「慣れ」と、公演が終わるまでは倒れられないという緊張感もあったと思うけど。

＞一度良くなって「安心」してしまって、外出のリハビリをサボってたんです(^^;。

これ、今の私かもしれない。「安心」もあったと思うし、夏に入って暑くて面倒だった事、それとわりと切実にビンボーなので、毎日の電車リハビリにはお金が足りないかも(^^;;;。

「姑息法」ね(^-^)。これもわかる、わかる。うん、いいと思いますよ。自転車で。充分じゃないですか。行けた事には違いないんだから(^-^)。

ピーターさん、たくさん具体的に書いてくれて本当にありがとう。すっごくすっごく参考になったし、ピーターさんのサイトを読んだのと合わせて、私、少しやる気出ましたよ(^-^)。日曜日に「北海道マラソン」を見たんですよ。私、昔、中距離の選手だったこともあって、マラソンとか駅伝とか大好きなんです。マラソン見ていたら、また走りたくなっちゃって。医者に

はまだ駄目って言われましたケド（トホホ……）。

だけど昨日、急に思い立って散歩に出ました。雨が降っていたから競歩みたいには歩けなかったけど、買い物も含めて1時間くらい歩きました。で、うちに帰って来て「今日は運動したぞ～！」って、ニコニコ。今日も、銀行と区役所とコンビニに用足しに30分くらい、ちょっと早足で歩きました。こういう事の積み重ねですね(^-^)。

と、言いつつ、さっきちょっと書いた「思考が停止してるみたい」についてですが（ごめんね、愚痴になるかもしれないです……）、ちょっとピーターさんの印象をお訊きしたいので書きます（う～ん、とは言え、なにせ思考が止まっているので何から書いたらいいのかしら）。

えっと。あ、まず、そんな訳で散歩程度なら（買い物などの必要にせまられて）まあそこそこできるんですけど、他の事、例えば、人に会う、本を読む、料理、入浴、人の芝居を観に行く、ほとんど何もやる気が出ないんです。

それから芝居の事も、今後どうしようかとか何も考えられない。10月に映画の撮影はあるんだけど、まあ、延期に延期、になったりしてテンションが下がっている事もあると思うけれど、何かあんまりわくわくしない。6月にやった芝居のユニットも次の公演の打ち合わせが始まっているのに、その集会に行きたくない。次の公演への自分のヴィジョンが何も見えていないためと、やはりテンションが上がって来ないからです。それにそういう元気のない自分を人に見られたくない。で、演出家にメールで心境を書こうかと思ったんですが、何をどう書いたらいいかわからない。

考える事が面倒になってます。

以前は考え過ぎるのが私の長所でもあり、最大の欠点でもあったのですが、こう何も考えずに毎日過ぎていくと、さすがに「これじゃいかん」とは思うんですけど。

人と関わりたくないっていう事については、実は先日こんな事がありました。ある事情で知人が私にお金を貸してくれると言ってくれて、返済は出世払いでいいと。本当に心配して言ってくれているのはわかるのですが、親以外の友人から、いつ返せるかわからない借金をした事は一度もない（これは私のつまらないプライドなのですが）ので、固辞しました。

ところが知人は、（自分でも言っていたけど）少し躁状態でしつこくせまるんです。最後には、他人から借金したくないという気持ちをわかってもらえたけど、それを言うのには勇気がいりました。その押し問答で1時間以上。で、くたくたです。

相手の善意がわかっていても、こういう関わりには大変に消耗させられます。そして、消耗する自分に自己嫌悪も感じます。人と会いたくないなら、会わなければいい、と思い、極力会わないようにしています。でも、うちに遊びに来たいと言う友人も断われなかったし、先輩の芝居も観に行かねばなりません。

あ、「〜しないといけない」思考になってる(^-^;;;。

そのくせ、パソ通だけは毎日やらずにはいられないのです。実際に会うのは嫌なのに、会わずにすむ見ず知らずの人相手には、けっこう偉そうな事言ったりしてます(^-^;;;。

7番で、ぽんさんとしらたま☆さんと、「ご近所ですね」という話から、オフ会で会う事になりました。実はここだけの話、これも、諸手をあげてすっごく楽しみ～！　という気持ちにはなれません。断われなかったのですね、正直な話。

でも、どうせ会うと決めたのなら、会えば楽しいかもしれないし、そうだったらそれはいいことだし、等と考えています。

＞僕はこの「本心」より、「三度も断わるのは悪い」という
＞「道徳（？）」を優先してしまったんです。

私もいつもこれで自分を苦しめるんですね。

＞僕の場合、人と会うのが「嫌」なのは、自分にとって快適な「相手との距離感」が
＞うまくキープ出来ない時～キープ出来る相手と会うのは、嫌ではありません。

この辺、なんとなくわかります。先の知人は善意だったのだけど、やはり私の中にかなり踏込まれた感じがしたのでしょう。オフ会が不安なのは、相手との距離感に予測が立てにくいから。

なんか、「思考が停止している」っていう話じゃないぞ(^-^;;;。

こじつけて言えば、ここから先、どうしたらいいか、例えばピーターさんが「回数法」を考えたみたいに、何か手だてを考えられればいいんだけど、それができない。

「絶望感」という訳ではないのですけれど。長々、愚痴を失礼しました。甘えてしまいました。

＞僕も外に出られるようになったら、～バイトは探すと思いますよ。

私、これを読んで、（それからピーターさんのサイトに書いてあったピーターさんがやっていたお仕事の事も思い出して）思ったのです。私も、何もいわゆるオフィスでＯＬやらなくてもいい

んだよな～。つまり、選択肢が増えたという事ですね。ま、これから確かに歳はとるけれども、それこそ、主婦の皆さんに混じって多少の肉体労働ならできるかもしれないしな～、なんて。

またサイトに寄せていただきます。どうぞ、やりたい事に重点を置いて、こちらへの返事などは気にしないでください(^^)。

また明日もお散歩します。では。

ピーター（98年9月20日）

「たいへんご無沙汰してます(^^;」

うさきさん、こん☆☆は(^^)。

テープを送ると言ってから、とんでもなく長い時間が過ぎてしまってますね。もう少し、もう少しだけ待って下さい。

>ピーターさんのサイト、また行ってきました。

ありがとうございます(^^)/。

>何よりショックだったのは「脳にもバグが発生する」の序章。

>電車が止まった時の帰り道でのお話には、息を飲みました。

ええ(^^;、あの上野駅の時は本当に参りました。あの時まではまだなんとか電車にも乗れていたんですけど、あの一件以来、本当に乗れなくなってしまいましたし、平気だった車も駄目になって、最終的に、道路を渡ることも出来なくなって(^^;;。なんか、迷路に迷いこんでしまって、その上、迷路がどんどん狭くなって、最後には閉じこめられてしまう……、そんな感じがしましたよ(^^;。え〜と、ただ誤解のないように、失神した事はないです(^^;;。

>ご自身のサイト作成に没頭したり、復帰するべく活動

>されている様子に勇気づけられる思いが

サイトは、以前からやりたい事だったたし、悪友(TA.Cool)にも言われたんです。「病気を治すより、今出来る事をやったほうが良いんじゃねえのか？　おまえの病気は多分治らねえよ」って(そこまで言うか(^^;)。でも確かに、家の中で一人で出来ることも沢山ありますからね。

それと僕の場合、発作も問題だけど、小さい頃から抱えてきた精神的な問題をこのへんでついでに片付けたくなったんです。サイトに文章を書いていく事は、それに役立つんじゃないかって。FMHに最初に入った頃、怖くて5番にしか書き込みが出来なかったけど、随分それで色々分かりましたから(それと、僕は自己顕示欲が強くて「世界に向かって大声で叫びたい」という変な欲求があった。サイトって、考えてみれば、まさに「それ」ですからね(^^;)。

自分のサイト構築も含め、インターネットで知り合った人達とのやり取りは、かなりリハビリになりました。今、ドラマ『変』(佐藤藍子主演)のファンの人達(僕を含めて4人)と、小冊子を作っているんです。他の方は皆さんお勤めで、しかもバリバリに活躍している人達ですから、ついていくのが大変ですけどね(^^;;。アメリカのマイクロソフト本社に自分のアイデアが認めら

れて長期出張したりしてる人もいるんで(@@;、もうメールのやり取りで仕事を進めるのとか慣れてるし、決断速いわ、実行力あるわ、社会人としての経験が少ない自分のハンデを実感しましたよ(^^;;。それでも、なんとかついていけてるという事が、まあ、自信になるじゃないですか。向こうは昼間の仕事をした上でやってるわけだから、全然条件が違うといえば違うんだけど(^^)。インターネットには、かなり助けられてますよ、僕は。

＞マラソン見ていたら、また走りたくなっちゃって。

また、思う存分走れる日が来ると良いですね！
うさぎさん、中距離の選手だったら、きっと「脚美人」なんだろうなあ。

＞どうも最近、思考が止まっているみたいな感じなんですよ。

もう、だいぶ時間が経ってしまっているから、状況は変わってしまってるでしょうね……。すぐに返信しなくて、ゴメンナサイです。

＞なんか、「思考が停止している」っていう話じゃないぞ(^^;;;。

すごく思考してたと思います（笑）。
他人との距離感という事では、自分自身で最近驚いた事があります。
発作が酷くなってから対人恐怖みたいになってるんですが、ずっと「ゴミ捨て当番」を仰せつかっていて、去年までは、真夜中、人がいない時間にコソコソ捨ててたんです（道を歩いてて、遠くの曲がり角から人が見えただけで怖くなって引き返してましたから）。
でも、最近は昼間も出るし（距離は相変わらずですが）、ゴミも朝8時とかに捨てに行くんですよ。そうすると、どうしても近所の人達と会いますよね。最初は、とにかく挨拶だけして早足に去っていたんだけど、年配の方って、たいてい話しかけてくるじゃないですか。で、最近は少しは余裕もあるから、挨拶だけじゃなく、受け応えもするようにしたんです（以前から、例えば道で知らない人といきなり会話するなんてのは、好きだった）。そしたら驚いたのは、病気になる前よりもずっとスムースに会話が出来るんですよ！　これって何だろうって。

自分でもよく分からないんですけど、以前よりずっとリラックスして会話してるんですよ。もしかして、うさきさんがパソ通上で感じてるのと同じような状態でしょうか？　以前からの友人との会話では、何も変化を感じませんから……。

反対に質問しちゃう事になりますけど、うさきさん、どう思います？

やっぱりきっと、これも距離感が関係してるんだと思うんですけど。

少し希望的観測として考えているのは、もしかすると、これからのほうが「距離感」の問題さえクリアすれば、以前より良いコミュニケーションが取れるのかもしれない、と。

＞私も、何もいわゆるオフィスでOLやらなくてもいいんだよな～。

フリーターだと保証がありませんけどね。でも、正社員だって、いつリストラされるか分からないご時勢だから、健康保険とか、そのへんの問題がクリア出来れば、ＪＯＢとしての仕事は何でも良いんじゃないかと。

日本だと、ＪＯＢとＷＯＲＫを分けないのが、いろいろ問題に繋がっている気がしてしまうんですよ、僕は。

ちなみに、体力が足りなかったので駄目でしたが(^^;、今までやったバイトの中で一番気持ちよく働けたのは、配管清掃の仕事でした。
それでは(^^;/。

うさき（98年9月30日）
「一雨ごとに秋……」

ピーターさん、こん@@は。
テープは本当にいつでもいいです、気になさらないで。そうですねー、サイト作成の途中で息抜き程度に編集できるような気分になられたら、で結構ですよ。
>でも確かに、家の中で一人で出来ることも沢山ありますからね。
そうなんですけれどね……。芝居はなかなか家でひとりではできないので(^-^;;;。正直、悩んでしまいます。
>僕の場合、~小さい頃から抱えてきた精神的な問題を
>このへんでついでに片付けたくなった~サイトに文章を
>書いていく事は、それに役立つんじゃないかって。
自分がもしサイトを作ったらどういうコンセプトで作るかな、って考えたんですよ。芝居に関

しての事と、その宣伝が中心になると思うけれど、不安神経症の事はまったく書かないか、全てを書くかどっちかだろうなと。書くとしたら、ピーターさんみたいなスタンスで取り組みたいと思いました。自分自身で自分に起こった事実をまず整理する、自分の歴史の一部を整理できるように。そうすることでだいぶクリアになるだろうと思うんですね。自分の気持ちも、対社会への関わり方も。

まあ、実際にはなかなか自分のサイト作りなんてできません。まず、パソコンに関しての知識がまるでダメですから。でも、いつか……！
>うさきさん、中距離の選手だったら、きっと「脚美人」なんだろうなあ。
脚美人ではないです……。男性にはピンと来ないかも知れませんけど、一度友人が勤めている洋服屋さんでセミタイトスカートを購入した際、もも回りを拡げる「お直し」をしたんです。友人は、「こんな客は初めてだ」と言ってました。ふくらはぎも「子持ちししゃも」です。ロングブーツが履けません。さすがに当時より痩せましたから、今ではももの回りもお直ししないで済んでますけど(^_^;)。
>もう、だいぶ時間が経ってしまっているから、
>状況は変わってしまってるでしょうね……。
>すぐに返信しなくて、ゴメンナサイです。
いえ、ご心配ご無用。思考はまだ停止してます（笑）。
10、11月に予定されていた映画の撮影が、資金集めに難があるらしく、また延期になっち

ゃったんですよ。なんだかもうすっかり気が抜けちゃって。そうすると、バイトはしばらくできないという言い訳が成り立たなくなり、来年の1月の舞台出演も体力的に無理という言い訳がきかなくなった訳です。要はどっちもやりたくないんですけど、新しい言い訳も思いつかないし、やりたくない自分に自己嫌悪が起きてしまって。それがちょっと苦しいですね。

何も考えがまとまりません。行動が決められないのでまだ何も動かずにいます。
>すごく思考してたと思います（笑）。
そうですか～？　思考だけして答えが出ないってとこかな。
>もしかして、うさきさんがパソ通上で感じてるのと同じ
>ような状態でしょうか？　以前からの友人との会話では、
>何も変化を感じませんから……。～うさきさん、どう思います？
まず、以前不得意だったことがリラックスしてできるようになったというのは、喜ばしい事ですね(^^)。

えーと、私なら、う～ん、うまくまとまるかなあ……。

私が古い友人と会うのが億劫なのは、新鮮な発見などが、お互いになかなかないから（私のほうのアンテナが麻痺してるってのが大ですが）。私のほうからむしろマイナスの力を出してしまっているのかもしれないし。古いつきあいの友人であればあるほど、何かしっくり関係がとれないまま、疲れて帰って来てしまう。

パソ通での対話についてはこの2、3日ちょっと考える事がありました。矛盾するんですけど、

パソ通でのやり取りって、やっぱりバーチャルじゃないですか。実際の友人と会うのがいくら気が向かなくても、その関係って、やっぱりパソ通とは知り合ってる深さが違う。いい意味でも悪い意味でもいろいろ分かり合ってるし、顔つきあわせてると黙っていても嘘つけなかったりしますし。

パソ通のみでそこまで行くのにはかなり時間がかかると思うんですよ。

私は「ええかっこしい」の典型ですので、特にフォーラムではかなり仮面かぶっていますしね。正直な話、ピーターさんにはわりと素直に話ができます。それはピーターさんが私の無神経や愚痴も含めて受け止めてくれるだろうという甘えがあるからだと思いますが、他のメール友人とはなかなかこうはいきません。

だから、えーっと、今、部屋をうろうろして考えたんですけど、結論が出ません。ゴミンナサイ。

＞もしかすると、～「距離感」の問題さえクリアすれば、以前より
＞良いコミュニケーションが取れるのかもしれない、と。

私にとって危険なのは、距離感のとり方と嘘つきになることがごっちゃになる事ですね。フォーラムに発言する時に時々無理して、本来の私よりだいぶ「いい人」になってることがあるんで、そんなのはちょっとレッドカードですね。

＞健康保険とか、そのへんの問題がクリア出来れば、
＞ＪＯＢとしての仕事は何でも良いんじゃないかと。

同感です。私の場合、つけ足すと人間関係の問題もクリアしたいなぁ。多分に自分の問題なんですけど。
>日本だと、JOBとWORKを分けないのが、いろいろ問題に
>繋がっている気がしてしまうんです
動詞としてのJOB＝「賃金をもらって仕事する」、WORK＝「働く」、の違いと解釈していいのかな？　この件、もう少し、ピーターさんの考えを聞きたいです。

では(^-^)。

ピーター（98年11月26日）
「もう冬になってしまい……m(_ _;m)」

うさきさん、大変御無沙汰しておりました。ピーターです。

その後、いかがお過ごしですか？　FMHでの書き込みは度々拝見しています。僕は最近もっぱらROMですが……。

まず、こんなに長い間メールを返さなかった事をおわびいたします。

実は、うさきさんへのメールだけが書けませんでした。テープを作成してから、と思いつつ、テープを作る作業にかかる事が出来ず、また、うさきさんのお言葉に甘えてしまっていました。

この「テープが作れない」件に関して、一昨日に認知療法を試し、昨日やっとダビング用の機材を準備（一部）したところです。

御迷惑をおかけしておきながら図々しいですが、今回の件で、自分の中での「音楽」の位置が、異様に病的なものになってしまっている事を再認識しました。端的に言えば、やはり、音楽に関する部分だけ、完璧主義をやめる事が非常に困難なのです。この事について、少し書かせて下さい。

最近の僕のサイトをご覧になっていらしたらお判りだろうと思うのですが、サイトで扱っている様々な話題は、基本的にすべて僕が「好きな事」です。ところがここ最近、「！」と「？」を書いていて、コトが「音楽」に関する部分だけはどうにも熱くなってしまうという事に気がつきました。

表立って書いてはいませんが、サイトでは、「できるだけマイナスの表現は使わずに」いろいろな事を語ってみよう……、という、個人的な実験もしているのです（自分の考え方をより柔軟にするためです）。ところが、こと音楽の話題になると、皮肉や過激な表現（罵倒等）を使わずにはいられない事を改めて自覚しました。

音楽は、僕にとって「神聖にして冒すべからず」な聖域になってしまっているようです（自覚してはいましたが、それ以上に……）。

このあたり、すべてはとても書き切れませんので、今回のテープの件に関する部分だけを書きます。御迷惑とは思いますが。

以前の僕にとって、テープを友人、知人に送る事は、何ら苦痛ではなく、むしろ楽しみでした。特に20代前半までは、頼まれなくても送って感想を求めていたほどです(^^;。そういう意味では、今回は、うさきさんから「聴きたい」と言って下さったわけですから、当初は喜んでおりました。すぐに録音用のテープも買って来ましたし、すぐにお送りするつもりでいました。自分にとっての障害は、むしろ「郵便を送る」という段階にあると思っていました。

ところが、いざテープを作る段になって、ハタと立ち止まってしまいました。一つには、録音として残っている作品のほとんどが10年以上前のものだという事が気になってしまったのです。

簡単に言いますと、この病気になってから、ある意味「耳」が非常に過敏になったために、より深く音楽を理解できた点もあり、結果10年前と今では自分の作る音楽が、かなり違う物になっています。出来る事ならば、「現在の」作品を聴いて頂きたいという思いが、自分の中で強く出て来てしまったのです。

また僕は、音楽に関して語る際に、自分にその「裏付け」があるのかどうかを気にします。まあ、これも精神の健康には良くないのですが、そういう意味で言うと、今現在サイトで語っているような内容と10年前の音楽では、釣り合いが取れないのです……。と、こういう風に考えてしまう事自体が、病的な部分なのですが。

しかし、「現在の」音楽をテープという形にするとなると、さすがに「すぐ」というわけにはいきません。はっきり言って、歌う事や演奏に関してのレベルはかなり落ちてしまっていますし、録音という作業に費やすための集中力も低下しています。なにより、機材の準備だけでも大変というのが現状です。若い頃は、機材の準備などはむしろ「快感を伴う作業」だったのですが、店(ライブハウス)をやっていた時の反動か、今は出来るだけ機材には触りたくないというのが正直な所です。

それでも「夏に録音をしよう」と友人と話していたので、あるいはうまくいけば、秋には最近の作品でテープを作ってお送り出来るかも……、と思っていました。結局夏の録音はお流れになってしまって、今年中に録音が出来るかどうかも怪しくなってますが(^^;。

けれど秋どころか、すでに冬に入ってしまいました。それで一昨日に認知療法を行いました。そして昨日、やっとテープをダビングするための機材の準備をしましたが、まだ具体的な作業にはかかっていません。自分でも、たかが一本のテープに数曲、自分の作品をダビングすれば済むだけの事に、何故ここまでこだわってしまうのかと思いますが。恐らく、この点が一番難しい部分かもしれません。

このような話をしたらキリがありませんので、このへんでやめておきます(読むのが大変だったでしょうね)。言い訳にしかなりませんが、僕がテープを送れなかった理由が、少しは分かって頂けるのではないかと思って書きました。正直、この「こだわり」を捨てるのは大変に勇気のいる事、というより、捨てたくありません。しかし今回のように、うさきさんに御迷惑をかけたり、自分も苦しい思いをするわけですから、長い目で見れば良い事ではありませんね。

テープは、必ず近日郵送致します。そうしないと、自分が苦しくて仕方ありませんし。まだ「若くて生意気だった」頃の作品を、御笑納下さい(^^;。

＞芝居はなかなか家でひとりではできないので(^-^;;;。

う～ん……、「一人で家で出来る事」って、もうちょっと日常生活寄りの事のつもりでした(^^;。例えば、最近やった事では、お米を買ってきて、埃まみれになっていた炊飯器を掃除してご飯を炊いてみたとか(^^;。なんというか、音楽以外に楽しめるものがないんですよ。だから料理とか、今まであまり興味のなかった事も試してみるというか。そうやって生活の中に「楽しめる事」が増えると、また違うかなあ、と。

＞動詞としてのJOB＝「賃金をもらって仕事する」、WORK＝「働く」、

＞の違いと解釈していいのかな?

ええと、僕もそんなに詳しくはないんですけど(^^;。JOBという言葉を知ったのはビートルズの歌詞カードからでした。なんでWORKじゃないんだろう? と。で、思ったんですけど、いわゆる日本で言うところの「食うために働く」」、これはJOBですよね? WORKっていうのは、向こうでは、「神」でさえもWORKするんですよね。JOBはしないけど（はず(^^;)。神の仕事という言葉もありますよね。

もちろん、日本語の「働く」も、広い意味がありますけど、一般的に言われる「仕事する、働く」という時、日本では「お金にならない」ものを仕事と認めないってところ、ありません? ライフワークという言葉もあまり使われないし。結局日本では、「賃金労働」しか仕事と認めていない風があって、お金にならないと認めないって感覚すらある。プロフェッショナルという言葉も「お金」で考えてしまう。「金もらってんだから、プロだろう」みたいな。だから、どんなに本

人がいい加減にやっていて技術がなくても、金もらえばプロだし、どんなに一生懸命何かを研究したりしてても、それがお金にならなければ「仕事」ではない、となってしまう。

こういう環境だと、昨日今日入ったばかりの新人のアルバイターにも「プロフェッショナル」を要求したりする無茶が起きる。これは良い事だとは言いませんが、アメリカのアルバイト（パートタイマー）なんて、ひどいもんですよ(笑)。チップもらわなきゃロクにJOBしない。絶対プロフェッショナルな仕事なんかしませんよね。だから逆に、一流レストランの給仕係がプロフェッショナルと呼ばれるんだけど。

要は、僕が言いたいのは金で「仕事」を計るなという事なんだけど。「お金を頂いてるんだから、ちゃんとしなくちゃ」ってのは、なにかおかしい（ちゃんとしないのも困るけど(笑)）。

そもそも「チップ」という概念は、働き手に対する尊敬から出ている（らしい）。でも日本では、たった400円のコーヒー代で、客が殿様気分で威張るでしょ？　これは、本当に変だと思うんだけど、あまり誰も言いませんね。

単純に言うと、（日本の社会とは相容れないから摩擦も生まれるだろうけど）僕らが「賃金労働」する時は「JOB」と割り切っていたほうが良いと思うんですよ。もっと大切な自分の「WORK」があるんだから、と、僕は昔から思ってるんだけど、まあ、社会的には認められた事はありませんね、この考え方は(笑)。でも、JOBする時は、僕は真面目に働くほうです。ただ、JOBには賃金以外のものは求めない。JOBに生きがいとか自己実現とか、達成感とかを求めてはいけないと思ってます。もちろん、労働の汗の快感くらいは感じても構わないけど。

日本の問題、と僕が感じているのは、このＪＯＢが生きがいとか自己実現とか、そういうものに直結してしまっている人が多いという事です。特にサラリーマンの立場を「武士」に置き換えたりとか、失笑してしまうのは、「ビジネスマン」が戦国武将物を読んでいたりとか、日本の労働人口の７０％がサラリーマンらしいけど、そんなに数の多い「武士」がいる社会なんか、あるかい！　って(笑)。結局会社組織に労働力として雇われている「労働者」に過ぎないんだから……。

あと、もっと気になるのは女性で働く人。本当にその人にしか出来ないような仕事をしているならいいけど、企業の役職なんかにそんなに入れ込んじゃ、危ないよ、と、よく思う。男は、出世とか考えてない限りあまり入れ込まないけど、女性はポストもらえたり、仕事を評価してもらえたりしただけで喜んじゃう人が多い。企業は、あの手この手で、より効率良く働かせるために、労働者を気分良くさせるような作戦を取る。それはもう「マニュアル」になっている。そんなのに騙されちゃダメ！　って事です。企業の都合で、いつリストラされるか分からないんだから。

本当はね、これは理想でしかないけど、もっと色々な職種や生き方をしている人がいていいはずなんですよ。サラリーマンが７０％てのはどう考えても異常な事だと思いませんか？　まあ、とはいえこの状態を変えるのは、一朝一夕には無理ですけどね。

……と、こんな事を考えているのは、世間知らずな僕だけかと思っていたら、『ナニワ金融道』の作者さんが週刊誌で、内容的にはまったく同じ事を言っていて、ちょっと自信持ってしまった(笑)。でも、僕が言うと反感買うだけなんだよなあ(笑)。

で、今のような状態でも、僕は自分の「ＷＯＲＫ」は常にやっています。いるつもり、じゃなくて、やってる。ただそれが世間的に認められるかどうかは、全然別な話ですけどね(^^;;。うさきさんも、絶対にＷＯＲＫはしっかり続けていると思うから、その点に関しては、常に自信持ってて良いと思いますよ(^^)。

ではでは(^^)/。

うさき（98年12月10日）

「あれやこれやつらつらと」

ピーターさ〜〜ん！　こんにちは〜〜〜！＼(^o^)／

と、ヤケに馴れ馴れしいご挨拶（失礼）。いえ、１１月２６日にメールをいただいた時の状態が「―」です。……でした。

読むにしたがい、私がテープを頂戴ませと言ったばっかりにピーターさんにある意味ご負担をかけていたのだ、と思い、今日まであれやこれやと考えておりました。

軽々しく「テープを聴きたい」と言ってしまったことでピーターさんを苦しめたなら、本当に申し訳ないことをしました。ごめんなさい（ただ、私がテープを楽しみに待っていることに、変わりはありません。今回、ピーターさんがテープを作ることに関して苦しまれたことを書いてくださって、逆に私は有難かった。大切なピーターさんの音楽に対する想いを知って、私にとってそのテープの大切さが倍増したのですから(^-^)。
>今まであまり興味のなかった事も試してみるというか。~生活の中に
>「楽しめる事」が増えると、また違うかなあ、と。
私は、うーん、そうだなあー。あ、カレがF1好きで、それまではすっこしも興味なかったのですが、一緒にTVを見ているうちに週末が楽しみになりましたね（「自分でやる」ことじゃないか(^-^;;)。

そうそう、ピーターさん、サイトに鈴鹿で「君が代」を歌った誰かさんのこと書いてらしたですね。私ももうあれにはあきれました。聴いてて恥ずかしくなりました。泣きたくなっちゃった。同時に頭にも来たし。せめて日本シリーズで歌った松山千春にしてくれ~~って感じ。きっとまだマシだと思う。

う~ん、生活の中の楽しめること、「買い物」。あ、ダメだ。まだ金ないし。探してみます。

ピーターさんは音楽以外にも、サイト作りとか、佐藤藍子ちゃん関係のお仲間との交流とかたくさんやってらっしゃるじゃないですかー。
>もっと色々な職種や生き方をしている人がいていいはず~サラリーマンが
>70%てのはどう考えても異常な事だと思いませんか?
70%には驚きましたね、知らなかった。「生涯ひとつの企業に骨をうずめる」ってのは今や流行らないと言われつつも、大企業なんかだとそうそう転職する人はいませんよね、言われているほどには。転職するにしても、また別の企業のサラリーマンになるだけで。

ひとりの人がいろいろな職業をやってみるっていうのかな、そういう機会を作ることも、もっとたくさんの人が考えていいことだと思う。まあ、ひとつのことを究めるのもいいんですけどね。

＞でも、僕が言うと反感買うだけなんだよなあ（笑）。

そうですか？　私は、おかしいとは思いませんよ。ピーターさんほど、このことに関して深く考えている訳ではないけれど。

ピーターさんの考え、聞かせていただいてありがとうございました。とっても面白かったです。またサイト行きますねー(^-^)。本格的に冬です。風邪などに気をつけましょうね。

また。

ピーター（98年12月16日）

「テープ送りました(^^)」

うさきさん、こんばんは～(^^)。

テープは、日曜の夜中に投函しましたので、早ければ今日あたり届いたと思います。でも、もしかしたら明日かも知れませんね(^^;。

僕としては過去になかった「荒い」作業でテープを作ったので(^^;、「ぷちっ」とか言って曲が切れたりしてますが、御了承ください。

＞「テープを聴きたい」と言ってしまったことでピーターさんを
＞苦しめたなら、本当に申し訳ないことをしました。ごめんなさい。

いいえ(^^;。認知療法の本のうたい文句ではありませんが（笑）、自分を苦しめたのは、まさしく自分自身の考えだったのです（洗脳か？(^^;）。うさきさんは全然悪くないので、どうかこの件に関しては気にしないで下さい。

僕が音楽に対しての完全主義を捨てるのが難しいのは、先人達や、僕の周囲の人間で、完全主義者ゆえに高度な作品を実現していた実例を沢山見てきているからです。また、音楽に限らず芸術家には、完全主義の人が大変多いですよね？　いい加減に作られた作品なんて鑑賞したくないというのもありますし(^^;。

今考えているのは、たぶんそれは、少なくとも一般の人よりは遥かに完全主義なのだろうけど、自分が苦しまずに音楽と関われるスタンスというものを見つけられないか……、という事です。

＞ピーターさんは音楽以外にも、サイト作りとか、

＞～たくさんやってらっしゃるじゃないですかー。

そうですね。忘れてました(^^;;。ま、佐藤藍子さん関連の方達は、他にもいろいろやってらっしゃるんで、先日小冊子を作り終えたら、パッタリ連絡が途絶えまして（笑）、それでちょっと寂しくなってたトコだったんです。

サイトのほうも、今ちょっと壁にぶつかっていて。僕は最初から、できるだけ「多面体」なサイトを作ろうと思ってやってきたんですよ。でも今は多様化の時代というか、インターネットな

んてその最たるものだと思うんですけど、見る側が一つのサイトに求めるのは、ある「ジャンル」の情報だけなんですよね。だって、他の情報は他の専門サイトに数秒で飛べてしまうんだし(^^;。

僕のサイトは、あまりに色々な分野に手を出しているので、見る側の人に不親切だというのが分かったんですよ。それから、「Ｙａｈｏｏ！」ってありますよね。最大手の検索エンジン。あそこは「カテゴリー」別にサイトを紹介するシステムになっているもんで、僕のサイトみたいなのはダメらしいんです。それでも最初は、「他にも検索エンジンはあるし」とタカをくっていたんですが……。

僕が管理をしているもうひとつのサイト「ドラム人間科学」のほうで、アクセスログというのを取り始めたんです。いつ、どこから、何人アクセスしたかが分かるんですが、その結果を見て驚愕したのは、「Ｙａｈｏｏ！」経由で来た人が全体の6割以上！ だったという事です。これには驚いた(@@;。２位の「Ｇｏｏ」の7倍以上でダントツの一位です。インターネット上は「Ｙａｈｏｏ！」に牛耳られているといっても過言ではないでしょう。

悔しいのは、「Ｙａｈｏｏ！」には理由を明示せずに登録を断る事が出来るという規約があって、また、登録時の紹介文や登録サイト名も、「Ｙａｈｏｏ！」が勝手に変える事が出来るんです（そして「異議申し立てには応じない」と)。「ドラム人間科学」サイトが見事これにひっかかりまして、「Ｙａｈｏｏ！」上では「K's MUSIC」というサイト名になってる。紹介文も「ドラム教室の案内等」、これだけ。こちらが申請した文章は「海外の超一流ドラマーの奏法を解析して体系化、その一部を公開！」ですよ。全然違う。いや、違いすぎる(^^;。しかし！ それでも「Ｙａｈｏ o！」に登録後、アクセスは文字通り「倍増」です。これには心底参りました。

僕のサイトもだいぶ充実して来ましたから、そろそろ一般公開の時期だと思うんですが、こりゃ、「Yahoo！」に登録するためには、各ジャンルごとに別ホームページにしないと、どうにもならんかな……、と。しかしそれは、とっても面倒だなあ(^^;。なんて事を考えている昨今なんです。

∨70％には驚きましたね、知らなかった。

でしょ？　僕も驚きました。昔から比率的に多すぎるとは思っていたんですけど、実際の数字は予想を超えてましたね。これは、少子化よりもある意味大問題だと思うんだけど（笑）。

自分の事は別として、せっかく例えば「大工やらせたら日本一」になれるかもしれない才能を持った人間が、事務職やってたりするんじゃないかと。それは凄い「資源の無駄遣い」だと思うんですよ。

僕等の世代が一番そういう傾向が強かったと思うけど、安定指向というか、大人達は「中学、高校までは一生懸命勉強しなさい、何になるかはその後で考えたらいい」とか言いませんでした？　僕は正直、それでは全然ダメだと思ってるんです。僕等の世代がイマイチ活躍出来ていない原因の一つもそこにあると思う。

例えばイチローなんて、結局小さい頃から親が徹底的に野球の英才教育した結果でしょ？　やっぱり小さい頃からやってるってのは強いですよ。

あまりにも凝り固まってしまった「世襲制」は駄目だけど、ある分野においては、すごく小さい頃からやらないとあるレベルに到達出来ないような職業って多いと思うんで、「現代的徒弟制度」みたいなものも必要じゃないかと。実際、世界一のレベルだった日本の職人の世界は、引き継ぐ世代がいなくて絶滅しかけてますからね。

今の中学生なんかも「高校受験の次は大学、そして結局はサラリーマンになって、また昇進試験。そう考えると人生が虚しい」とか言うし。

これからはむしろ、すごく小さい頃から、「自分は何がしたいのか？　何が得意なのか？」って常に考えて、自分の人生を設計していくような、そして大人はそういう子供達を応援してサポートしていくような教育に変えたほうが良いんじゃないかと。そんな、6割もの人間が大学に行かなくたっていいでしょう。大学行っても遊んでる奴がほとんどなんだから。なんで遊ぶかといえば、やりたい事が大学にはないからでしょ？　卒業したら、つらい「会社勤め」が待ってるから、今のうちみたいな。それでやっと就職しても、数年でリストラされて、ローン抱えて？

ならば「すし屋になりたい」と思ったら中学出てすぐに修行に出たっていいじゃないか、それがお前の「道」だ、と。そういう風に世の中の考えが変わっていかないと。「平等」を「横並び」と捉えてしまって、それがちょっと行き過ぎたのが今の日本だと思います。

僕自身考えて、やっぱり中学までの知識で勉強は十分だと思うし(^^;。社会に出てからだって、今はいくらでも学問出来るしね。確かに、Hさんみたいな優秀な人に会うと自分の知識のなさは実感するけど(笑)、優秀校でもない高校を2年の1学期で中退した僕だってHさんと対話出来てるわけだし。

それぞれが自分の職業に「誇り」を持てる事が必要だと思うんですよ。そのためには、もっと適材適所に職業を配分すること。そうすれば職業はきっと、「JOB」じゃなく「WORK」になると思います。そしてそのほうが多分、世の中楽しくなるんじゃないかな？

ま、理想論ですけどね(^^;;;。僕はこんな風に考えてます。

どんどん寒くなりますね、うさきさんも風邪に気をつけて。

ではでは(^^)/。

うさき（98年12月16日）

「RE：テープ送りました／(^^)/ありがとう！」

ピーターさん、こん@@は(^-^)。

テープ、届きました。本当にありがとう。ピーターさんの想いが一杯つまったテープですね。さっそく聴きましたら、4曲目のピーターさんのファルセットにまずびっくり！　女の人かと思っちゃいますね、知らないで聴くと。

さて、もう一度じっくり聴こう、と、その前にやりかけの「年賀状作り」を一段落させてからゆっくりと……、などと思い、パソコンに向かい……。

しかーし！　ここで問題発生！　プリンタの調子が悪くて、まったくもってうまくいきません。

ちょっと、今、途方に暮れています。

今からもし修理に出したら、いったいいつ戻って来るかわかりゃしないし、29日の帰省までに年賀状150枚を仕上げなければならないのに、全部手書きかよ～と思ったら、なんかもう、お手上げ状態です。

ああ、ごめんなさい。テープのお礼とその感想を書かせていただこうかと思ったのに、愚痴聞かせてしまったぁ。

いえ、そんな訳で、まだテープ、じっくり聴いていないんです。でも、書いていたらなんか落ち着いてきた。これからまた聴こう(^-^)。

テープの感想、メールのお返事、改めて書きますね。取り急ぎ、お礼（と愚痴(^-^;;;)まで（ゴメンナサイ)。

うさき（98年12月29日）
「クリスマスも過ぎてしまい……」
ピーターさん、こん@@は。
メールのお返事がなかなか書けなくてごめんなさい。先週は祭日を除いて毎日仕事が入ってしまい、クリスマスもあれよあれよという間に過ぎてしまい、今日も仕事で、明日はなんと私は両親のいる福岡に行くのです。

実は安物のカセットデッキの音量が勝手にクレッシェンドしたりしてくれるものだから、テープをなかなかじっくり聴けなくて（ああ言い訳……）。

でもね、クリスマスにカレに新しいウォークマンをもらったのですよ！　それでピーターさんの声をしっかりイヤホン通して聴きましたよ。音が粒だって聴こえて、いや～ここち良かったです。

私はね～、2曲目の「One bright sunnyday」と4曲目の「Twinkle twinkle」が好きだな～。しばらく頭の中に♪ twinkle twinkle ♪って流れていましたよ。

私は音楽に関してはズブの素人だけど、ピーターさんの音楽、好きになりました。「聴きやすい」と言うとなんだか軽いイメージに聞こえるかもしれないけど、聴きやすい。それに、その中にも時々エキセントリックな匂いのする音っていうのかな、そんな音が聴こえるの。そこがまた私好み(^-^)。これは玄人受けする音の構成なんじゃないかなあ、などと生意気にも思ったのでした(玄人でもないくせに～、私(^-^;;)。

詩は意外とシンプルですね。いや、シンプルがいいですよ。私の友人の音楽家さんも詩に苦労していましたが、いい音楽の詩は実はとってもシンプルなんだよな～、っていつか言ってました。

この4曲はほんの一部だと思うけど、私には、たくさんの作品群を作ってきたピーターさんの創作活動に、ほんのちょっと触れられた気がして、とても嬉しかったです。改めて通じるものを感じて、なんだかピーターさんのことが一層身近に思われて。ピーターさんと出会えてたくさん話せて良かったなー、という思いをさらに強くしたのです。

つたない感想文でごめんなさいね。

ああ、明日福岡まで行くというのに荷造りもまだしていません。メールの返事は年越しになってしまいそうです。またまたごめんなさい〜。

飛行機、電車、バスの乗り継ぎ。ちょっと怖いけど、薬ももらっているのでしっかり眠って行こうと思っています。

来年もよろしくお願いします。それぞれのペースでそれぞれの創作活動、模索していきましょう。そしてお互いに、これもマイペースで神経症とのつきあい方(?)、治癒への道を進んで行きましょう。よいお年を!

ピーター(99年1月3日)
「ご感想頂けて嬉しいです!・(^^)/」

うさきさん、こん☆☆は(^^)。

新年明けましておめでとうございます。

プリンターは、動いたんですか? それとも地獄の150枚手書き?

僕がこれを書いている今はまだ福岡にいらっしゃるのかな?

＞2曲目の「One bright sunnyday」と4曲目の「Twinkle twinkle」が好きだな～。

＞しばらく頭の中に♪ twinkle twinkle ♪って流れていましたよ。

どうもありがとうございます。「Twinkle twinkle」は、あまり好かれない「不憫な子」なんですよ～（笑）。だから余計に嬉しいです(^^)。当時は男が女装したり、ましてやファルセットで歌うなんて許されない（？）時代でしたから、何人もに「気持ち悪い」と言われたんで、他にも何曲かファルセットで歌う用の曲はあるんだけど、録音しませんでした（だから「もののけ姫」で某氏が出て来た時、僕なんかは「けっ」とか言ってました。10年以上前にやっとるわいって）。

「One bright sunnyday」は、作った当時は「やった！」という感じだったんですよ。それまで「転調」を何度もするような曲が書けなかったので。自分の中で新しい領域に入れたなと思った曲です。今はもう、それほどインパクトないですけどね、自分の中では。でも「可愛い子」です。

＞ピーターさんの音楽、好きになりました。

ありがとうございますm(__)m。こう言って頂けるのが、一番嬉しいです。

＞聴きやすい。それに、その中にも時々
＞エキセントリックな匂いのする音っていうのかな、
ピンポーン！　大正解です(^^)。

死んだ親友の石川と会ってから、変にメッセージ性を追いかけるより、音楽そのもので人が「幸せ」な気持ちになれるような、そういう曲を書きたいと思い始めたんです。

「エキセントリック」なのは、これはもう僕の人間性が出てしまっている。教科書通りみたいなコード進行やメロディーの曲だと全然ピンと来ないんです。聴く立場でも。だから、すごく「変な」音楽も好きだったりします。

∨詩は意外とシンプルですね。いや、シンプルがいいですよ。

ええ、僕の音楽では、極端に言うと詞（詩）はどうでもいいんです。メッセージしようと思わなくなってからは、もう詞は本当にどうでもよくて。「らりるれろ〜」とかでいいんですよ、僕としては。ただ、それでは普通の人には通じませんから、それなりに詞は書きますけど、音楽で言いたい事は別にないので。

言葉は言葉だけで十分です。たとえば、「古池や　蛙飛び込む　水の音」。これにメロディーが必要でしょうか？　言葉だけで完結している世界にメロディーをつけて、わざわざ「純度を下げる」必要があるのでしょうか（メールや書き込みを読んで頂ければ分かる通り、僕は言葉を大切にしているつもりです。僕は「言葉では表現できない」とか簡単には言いません。言葉で表現できる世界も膨大ですからね）？

でも、音楽はまた別です。今の若い人は「外国の音楽は歌詞が分からないから嫌いだ」とか言いますが、彼等は本当に「音楽」を聴いているんだろうかと思います。僕らはたまたま「洋楽の全盛期」をリアルタイムで知っているからか、歌詞の意味なんか分からなくても、「ああ、良い曲だなあ」と思って音楽を聴いてきました。別に音楽をやっている奴じゃなくても、「イーグルスの「ホテル・カリフォルニア」って、すごく良い曲だね」と。音楽を歌詞とメロディーとバッキングに分けたりしないで、そのまま全部を「感じて」聴いていた。そういう意味では今は、すごく貧困な時代だと思います。

だけど誤解しないで欲しいのは、僕は「言葉も大切にする」人間ですから、歌詞を軽視してるわけじゃありません。ただ、音楽なのに詞が曲よりも重くなっちゃうのは、ちょっと違うのではないかと思うんです。

ちょっと世界は違いますけど、画家のルノアールの言葉で、「世界には酷い事や醜いものが溢れている。だから私はこれ以上醜いものを世に送りだす必要を感じない」というようなのがあって、僕もそう思います。問題提起をするのも一つのやり方でしょうけど、「結果」を作品にするのも一つのやり方でしょう。美しいものが何なのか、皆が分からなくなっている時に、「この世には問題が一杯で、人々は美しいものが分からなくなっている」と歌ってもいいけど、今の僕は、「ほら、見てごらんよ、ここに美しいものがあるよ」と歌いたい。

天才だった石川ほどの良い詞は書けないというのもあります。たとえば石川は、先に曲をメチャクチャな英語で作ってバッキングを録音してから、コーヒー飲んで一服しながら、15分足らずで詞を書いてました。常に、いつも、Everytime! です。それで次のような詞が書けてしまう……。

浅き夢にまどろむ　水の上を　渡る風の色　冬は染まるよ
モザイクの街は今　瞳の中　揺れる口笛に　振り向く子らよ　Sing again…
水の面に季節は移ろい　夢は雲の狭間をさすらう

髪飾りを無くした　少女の手に　赤い草の実を　一つ投げたよ
遠ざかる橋はもう　影絵の中　沈む風の音に　船はすべるよ　Sing again…
水の面に季節は移ろい　夢は雲の狭間をさすらう

こういうのを目の前でやられてしまうと、僕が「詞」をどうとか考えてもどうしようもないなと思いますね。なにせ、お送りしたテープの「春の雨」の詞に、僕は半年以上かけて、あの程度ですから（ちょうど同じ時期に書いた曲なのです）。

曲も、石川が5分で書くところを、僕は1時間かかる。それでも詞よりはまだ差が少ないですから、僕はそっちで努力するしかないだろうと思ったわけです。

「シンプルな歌詞」という事で言えば、僕が最近魅かれているのは、以前にも書きましたが、「口伝え」で受け継がれて来たような、古い民謡です。もう、そのものずばりというか、本当に本質的な部分だけが歌われていて、そういうのを聴くと、もう、これで十分だなと思っちゃいます。詞にしても、メロディーにしても、余分なものをすべて削ぎ落とした、本質だけのものがいつか書けたら、もう死んでもいいなと思います。当分無理ですが（笑）。

今年もどうぞよろしくお願いしますm(_ _)m。それでは(^^)/。

うさき（99年1月13日）

「遅まきながら、おめでとうございます」

ピーターさん、こん@@は。

明けましておめでとうございます（今日はもう13日ですが）。ピーターさんはどんな新年をお迎えだったでしょうか。

12月29日に親のいる福岡に行き、1月5日に帰京しました。福岡への往復はもちろん、我が家恒例の2日早朝の太宰府への車での初詣は、薬を飲み飲み、乗り物はなんとかクリアしました。食べるほうも、周りにつられていつもより多く食べられたと思います。

しかし、帰る前日、妹がちょっと酔っ払って真っ赤な顔で「眠い、眠い」を連発、その様子を見ただけで気分が悪くなってしまい、それが怒りに変わってしまったこと（家族や身近な人の不調にすごく敏感でまったく困ってしまいます）……。

今まであまりうるさくなかった両親が「今年は結婚、出産」と言い始めたこと（私のひとつ年上のいとこが1年前に出産し、子供をよくうちにつれて来る）……。

子供の生まれたいとこに嫉妬心が湧いてきてしまったこと……。

こんなことをつらつら考えていると、今後の芝居活動をどうしようとか、カレとの生活、とか、おおげさに言うと「夢と現実の狭間」で一体どうしたもんかなあと思ってしまうのです。

これから舞台の上に復帰するに際しても、まだわからないのですが、何か大きく価値観を考え直さないと全力投球できないような気がしています。

＞一般の人よりは遥かに完全主義なのだろうけど、自分が苦しまずに

＞音楽と関われるスタンスというものを見つけられないか……、

私もこれまで先輩方に及ばずとも私なりの「完璧」を目指してやってきたと思っています。やはり、目の前の先輩たちに触発されて。だけど同時に、「とてもかなわない」と思うこともしばしばでした。体力的なこと、思い込みの激しさ（いい意味での）、努力の仕方、わがまま度、探究心、才能、頭の良さ、等々……。だから、きっとこんなふうに体や心の不調のサインが出なくても、私には私のスタンスの再構築が必要だったのだろうと思います。いろんな意味で「己を知る」とでも言うんでしょうか、そんな感じの。

これからどうやって芝居に関わっていくのか、その中で結婚や出産をどうするのか、第一、生活の基盤、お金はどうするんだ〜、とか……、問題はだんだん大きくなっているような気がします。と言いつつも実はまだまだ危機感は薄いのです。それはそれで良いのかも知れませんが。またあまり自分を追い詰めるとロクなことはないですからね(^-^;;;。

＞「ドラム人間科学」サイトが〜「Ｙａｈｏｏ！」上では

＞「K's MUSIC」というサイト名に〜紹介文も〜全然違う。

へえ〜。しっかし、「Ｙａｈｏｏ！」がそれほど態度でかいとは。サイト名まで変えるなんざぁ、ちょっと捨て置けませんな。でも、それだけ利用者が多いから態度もでかいのでしょうね。

＞それぞれが自分の職業に「誇り」を持てる事が必要〜

＞そうすれば職業は、きっと「ＪＯＢ」じゃなく

＞「ＷＯＲＫ」になると思います。

うん、「横並び」ってピーターさんは書いているけど、「横並び」じゃなくなった時の恐怖って多くの日本人の中に刷り込まれているように思う。こんなことを言っては誤解を招きかねないけれど、ＦＭＨでもうつ病になって職を失う危機に直面している人たちを見ていると、確かに生活費を稼げなくなるのは困るけれども、失職して自分の価値まで下がるように感じて、そのことに恐怖を覚えてしまうのはとても気の毒ですね。そういう所で自分の価値観を重視しすぎると、たとえ病気もなく仕事を続けていても、楽しくはないでしょうね。

私はサラリーマンの知り合いに、「いいねぇ、好きなことできて。ぼくなんかしがないサラリーマンさ」って言われるとすっごく腹が立つんですよ。自分のやっている仕事に誇りを持って欲しいし、持てないならそんな仕事に就くなよ、と思う。好きなことやりたいならやればいいじゃないですか、ねえ？　その代わり、「人並み」とか「普通」からは縁遠いビンボーが待ち受けてるんだぞ～。それが怖いから、いやいやサラリーマンやってるのかな？（ちょっぴりイジワルモード(^_^;)）

とかなんとか言いつつ、私こそ、今の自分にもっと誇りを持たねばならないようです。

暦が「寒の入り」になってからみごとに寒い毎日ですね。風邪もばかにはできません。どうか気をつけて。

今年もよろしくお願いしま～す(^_^)！　またっ。

ピーター（99年3月19日）
「そしてもうすぐ4月(^^;;」

うさきさん、こん☆☆は(^^)。

今日は雨が降っていますけど、本当に暖かくなって来ましたね。僕は嬉しいです(^^;。

もう、3月も後半に入って、昨日だか一昨日だか忘れましたけど、うちの前の中学では、卒業式をやってましたが、自分が卒業したのがもう20年以上前だとは、にわかには信じられません（笑）。

このところよく思うのは、12歳の頃想像していた1999年と、実際の1999年が相当違っているという事。昨日も屋上から空と街を眺めながら、これをビデオに録画するとかして「ほら、これが1999年だ。信じられないだろう?」って、当時の自分に見せてやりたいと……。あ、でも当時はビデオデッキがないですね(^^;;。

あの頃、五島勉の『ノストラダムスの大予言』が発売されて、すごいブームになって……。僕らはもろに影響を受けた世代ですから。当時計算して、1999年には自分は37歳だと。

でも、小学生が想像した自分の37歳の姿と、今の僕の実体は、そうとう違います（笑）。もう子供がいて、いい大人になっているだろうと思ってました。同時に、若さを失っているだろうと……。でも、どっちもハズレ（笑）。大人じゃないし、思ったよりは老けてない。将来なんてどうなるか分からないという奴ですね。だから今は50歳の自分がどうなるかとか、一切考えないようになりました。

と、こんな事を書いているのも、僕にはイトコがいて、そのイトコと僕は、合う時は最高だけど合わない時は最悪、という相性で、僕はコインの表と裏みたいなものだと思っているんですが、そのイトコとこの間電話で話をした時、「かなり精神状態が良いみたいだね」と言われたんです。「なんで?」って訊いたら、「君が〝何年先は〟とか、〝何ヵ月先は〟とか、そういう時間の事を言わないなんて、過去にはなかった事だ」と言われました。

僕自身はあまり覚えていないんだけど、僕は昔、「あと何年したら」とか「あと何ヵ月したら」とか言うのが口癖だったそうで。確かに最近は、来月の事も考えていません(^^;。いつも予約で動いていた仕事(ライブハウス)を続けていて、嫌気がさしたというのもあるけど(笑)。

お互いに、無理のない範囲で頑張って、実りのある年にしましょう(^^)!

それでは(^^)/。

うさき(99年4月29日)
「そしてもうすぐ5月(^^;;;」

ピーターさん、こん@@は。うさきです。

大変、たいへん、ご無沙汰してしまいました、ごめんなさい。調子はいかがでしょうか。

この頃はＦＭＨはあまり読んでらっしゃらない？　そしたら私が3月に一ヵ月だけの会社勤めをしたことはご存知ないですよね。派遣会社から月に5、6日の仕事をもらい始めたのが去年の11月からで、その派遣先で急にやめた社員の穴埋めに、一ヵ月だけパソコン端末処理仕事をもらったのです。その頃からとにかく夜更かしはやめなくちゃ、とか疲れないように気をつけなくちゃとか、生活のリズムが変わってきました。芝居の予定も6月と12月に入り、その打ち合わせも始まり、なんだかちょっとだけ忙しくなってきました。と、ここまでは言い訳ですが……(笑)。

6月の芝居は、芝居というかパフォーマンスっぽいものです。杉並区内に、公園の中にお茶室のあるところがあって、そのお茶室にオブジェ（手作りの箱、封筒、便箋、花瓶など）を置いてさらにお茶もふるまって、そこで役者が言葉も置いてみよう、という試みです。2月のパフォーマンスに私を誘ってくれた女優さんが企画したのですが、その人が2月の時も言葉を書き、今度もそれにプラスアルファしたものを使います。

＞もう子供がいて、いい大人になっているだろうと思ってました。同時に、若さを

＞失っているだろうと……。でも、どっちもハズレ（笑）。～だから今は50歳の

＞自分がどうなるかとか、一切考えないようになりました。

確かに将来なんてどうなるかわからない。私も子供の時に、自分の子供にはこんな名前をつけるとか、こまっしゃくれたことを夢想するフツーの少女でしたが、現実、今36歳の私はこんな

ですから。子供の名前もへったくれもありゃしない(^^;;;。

ただ、経済的なこととか体力のこととか、将来が心配だと思うことはありますね。でもその度に、「今までなんとかなって来たんだから、なんとかなるっしょ」と思うことにして深くは考えてませんけど(^^;;;。

私も最近は、FMHはロムラーになりつつあります。5番に書き込んでいることが多いのですが、どうも最近、うつ病の人の発言が多いような気がして、厳密には私はうつ病の重い症状を体験したことがないのでよくわからないのです。それに正直に言うと、私はエエカッコシイなので、つい、いい人ぶったレスをつけたりしてそれに甘えられる（という言葉が的確かどうか）と、段々しんどくなってきちゃうんですね。でも厳しい見方をすると、一口に病気と言っても、病気におぼれちゃう、根本的になにか甘い人というのはいるようで、その辺りの区別は専門家でも難しいだろうなと思ったりします。

最終的には自分のことは自分でなんとかしないといけないんだということを、私も忘れないようにしたいと思ってしまうのでした。

時々、ピーターさんのサイトお邪魔してますよ。でもこの頃、「ピーターの「!」と「?」」があんまり更新されていなくて寂しい～（もしかして佐藤藍子ちゃんに夢中?(^^)。

>お互いに、無理のない範囲で頑張って、実りのある年にしましょう(^^)!

はい！　そうですね。無理は禁物。だけどできることはやってみよ～(^^)。

それでは、また。

ピーター（99年6月1日）
「気が付けばもう6月(^^;;」

うさきさん、ご無沙汰してました。ピーターです(^^)。

先日、FMHで、エコー検査のおつらい経験、読ませていただきました。昨年までは失禁対策のためにリハビリパンツを履いて散歩していた身としては、他人事ではなくうさきさんの怒り、分かります（医療現場で行われる検査には、非人間的、拷問的なものが多くていけません）。

先週、暑い日が続きましたよね？　今年は「夏に入ったとたんに夏バテ」というのは避けようと、ボチボチ身体を動かしたりしてたんですが、あれで一気にやられてしまいました(^^;。

幸い、涼しくなったら回復しましたが。

今は、薬を一部減らそうとしているところです。精神的な安定度に関しては病前よりも良いくらいなので……。幸か不幸か、パソコンの調子が非常に不安定だったことが「キレやすさ」を防ぐための練習になりました。「あ、止まった。再起動かけてトイレ行ってこよう(^^)」って感じになってます。これは以前の僕には考えられない事です。怒る事が非常に少なくなりました。

ただ、色々な面でまだ沢山の良くない「こだわり」があり、それを手放すのが怖いのです。もしかすると、手放したほうがずっと自由になれるのかも知れませんが……。

>会社勤めをしたことはご存じないですよね。
>～一ヵ月だけパソコン端末処理仕事をもらったのです。
あ、もうしっかり現実の社会で生きてらっしゃいますね(^^)。僕はまだもうちょいかなあ。

でもとりあえず家の中では、かなり普通な日常生活を送ってます。
>経済的なこととか体力のこととか、将来が心配だと
>思うことはありますね。でもその度に、「今までなんとか
>なって来たんだから、なんとかなるっしょ」と
僕の場合は、目の前、というか、とりあえず今日、たった今、に集中しやすくなって来てます。先の心配はとりあえず置いといて、小さい事一つ一つをこなしていくという、これが僕は不得意だったんですが、それがだんだん出来てきている。

むしろ僕の場合は、将来を心配しなさ過ぎかもしれません。占いでもそう出ます(笑)。うちは親がもう歳だし、兄弟がいないんで、その点は考えなきゃいけない所です。
>でも厳しい見方をすると、一口に病気と言っても、病気におぼれちゃう、
>根本的になにか甘い人というのはいるようで、
なんというか、たとえば僕にもそれはありますが、病気に甘えてしまい、結果としてずっとFMHというバーチャルな世界に安住してしまっている人が、実際いますね。残念ですが。「それはいくらなんでも無茶だろう」という意見でも、FMHでは肯定してもらえたりしちゃうから。FMHもシスオペが代わってしまって、これからまた変わっていくでしょうけど。

＞この頃「ピーターの「！」と「？・」」があんまり
＞更新されていなくて寂しい〜

ありがとうございます〜。確かに最近更新してないですね。あまり書く事がないというのが実際なんですが。サイトを5つに分離したんで、そっちに書いてしまう事が多くなったというのもあります。

＞無理は禁物。だけどできることはやってみよ〜(^^)。

賛成、賛成！　ではでは、また(^^)/。

うさき（99年9月4日）

「キャ〜！　もう9月だわ！」

ピーターさん、ほんとにほんとにご無沙汰しました。

こんなに間が空いてしまったことないですよね。

その後調子はどうですか？　何しろ暑かったですからね、今年の夏は。ピーターさんも暑さには弱いと書いてらしたけど、大丈夫だったかな。私は思いっ切りやられてしまい、せっかく2キロ戻った体重がまた2キロ減ってしまいました。トホホです。

あまりにお久しぶりなので、まずは近況を。

6月の公演はなんとか無事に済みました。が、稽古も公演場所も近場（荻窪）ばかりだったのでそんなに疲れるはずはないし、出し物もささやかなものだったのに、やっぱり緊張していたらしく、終わった途端に高熱と下痢と気持ちわり〜状態になって点滴騒ぎ。全く情けない話です。それからは、この暑さ。またまた食べられなくなってしまい、前述のように痩せました。

さて、私は約5年ぶりに、先輩の所属するプロダクションに入れてもらいました。で、さっそく映画『秘密』に、台詞はないけど出ました（寿司屋さんのシーンです。ビデオが出たらちょっと観てみてくださいー(^_^))。

ちょっと前にピーターさんのサイトの中の「夢をかなえた人」読ませていただきました。再現ドラマにて復活した女優さんの話、ずいぶん勇気をもらいましたよ。私も年齢に関係なく、やりたいことをやらずに死ねるか！（おおげさ）と思い、舞台とバイトとマスコミを平行してやるのは大変だけど、だからってこのままマスコミの仕事が自然消滅するのは本末転倒のような気がしまして、一念発起しました。

しかし、競争率高いですわ（なかなかオーディションにさえたどりつきません）、やっぱり。

話は変わりますが。ピーターさん、お薬を替えてみると書いておられましたね。

私も7月からSSRIのルボックスを処方され、同時にアビリット（ドグマチール）をやめました。途端にアビリットの副作用だった女性ホルモンの異常が改善され始め、ホッとしています。ルボックスはうつの人にはもちろん、パニック障害の方にもいいそうです。それから過食や拒食の人にも処方するんですって。主治医は、「あなたみたいな「自己不確実」な人にはいいんですよ」

と言っていました。「自己不確実」。わかるようなわからないような……。ただ副作用である胃の不快感がちょっと出たので、私はまだ夜一回、25mg一錠しか飲んでいないです。主治医はほんとは、朝晩飲ませたいみたい。

でも、薬のせいかどうか、このところおおまかに見て気分は上向いていると思うので、あまり増やしたくはないですね。と言いつつも、まだ気分のムラはあるし、緊張する時はすっごく緊張してるし、数は減ったけど予期不安も時折起きるし、「気楽に焦らずマイペース」をいつも心がけていないと辛くなりますが。

いつかピーターさんとも話したけど、特にマスコミの仕事を始めたりしちゃうと、またまた「完璧主義」が頭をもたげてくるんですね。絶対休めない、元気な顔して行かなくちゃ、とか遅刻なんてもっての他、なんて思うと当日の朝すっごく具合が悪くなって薬漬けで行かなくちゃならなくなって。まだ台詞もらってもいないのに「台詞覚えが悪かったらもう仕事来ないかも」とか、外食ができないから「現場でお弁当が食べられなかったら嫌われるかしら」とか、ほんとバカみたいなことばかり考えて、悪夢まで見る始末。

自分のことばかり長々と失礼致しました。サイトは時々覗かせてもらっていますが、お時間があったら近況お聞かせくださいね。ほんと暇な時でいいですから(^^)。

やっと少し涼しくなって来ました。秋の虫が鳴いています。また(^^)/。

ピーター（99年9月6日）
「おひさしぶりです～(^^)/」

うさきさん、お久しぶりです！
∨ちょっと前にピーターさんのサイトの中の「夢をかなえた人」
∨読ませていただきました。

お気づきかと思いますが、あれは、うりこさんの話です。
∨私も年齢に関係なく、やりたいことをやらずに死ねるか！（おおげさ）と思い、
でも、あんまり飛ばしすぎないで下さいね。力まずに一歩一歩確実に行きましょう。
∨ピーターさん、お薬を替えてみると書いておられましたね。
いいえ、変えたわけではなく量を減らしただけです。デパスを一日4錠から3錠にしました。減らした当初二週間くらいは、やはり調子が悪かったですね。今は安定していますが、苦しくなったら頓服的に飲んでもよいというルールにしています。
∨7月からSSRIのルボックスを処方され、同時にアビリット（ドグマチール）
∨をやめました。途端にアビリットの副作用だった女性ホルモン
∨の異常が改善され始め、ホッとしています。
良かったですね。ドグマチールの副作用の事は、あまり皆さん言わないのですが、大抵の薬が大丈夫な僕がドグマチールだけはダメでした。個人的にはあまり良い薬ではないのでは？と思

ってます。飲んでいたのは、もう10年以上前の話ですけどね。
ルボックスも、うさきさんには合っていたようで良かった（半数の人には副作用のほうが強く出てしまうらしいんですよ）。僕はとりあえずトフラニールが良く効いていますし、今飲んでいる他の薬を一旦止めないといけないので、今回は見送りました。効き方は素晴らしいみたいですけどね。

こちらの近況としては、大した事じゃないけど、今年は以前かみさんと住んでいた部屋に人が入居したり、大雨で、今はパソコン教室になっているライブハウス跡（地下）に浸水して、みんなでバケツリレーやったりとか、バタバタしてたんです。パソコンも替えたから、その環境に慣れるのも時間がかかったし。
今朝はホントに涼しいです。やっぱり9月って秋なんですね。涼しさとともに、うさきさんの体調も良くなりますように。
それでは、また(^^)/。

うさき（99年9月15日）
「どれに出そうかな(^^;;;」

ピーターさん、こん@@は。うさきです(^^)。

さっそくお返事いただき、ありがとうございました。

「夢をかなえた人」の女優さんはうりこさんだったんですか。Fさんとは時々メールをやり取りしていて、6月は夫さんと私の芝居を観ていただいたんですよ。ただ、うりこさんと私は一回も直接言葉を交したことがないので、一番不調だった時があんなに大変だったとは知りませんでした。

いや、すごいですよね……。ドアを開けられないくらい体力が落ちてしまった方が、今の私くらい（それ以上かも）に復調なさったんですものね。私は、確かにかつてないほど痩せてますが、まだ自分でお粥も作れるし、当然ドアも開けられる……。うりこさんには本当に勇気をいただいています。ご連絡などとられたら、今度どこかの現場で共演できたらいいな、とうさきが言っていたと伝えてください。あ、それからまたうりこさんが何かに出演なさるとお知らせがあったら教えてくださいませ。

V今年は以前かみさんと住んでいた部屋に人が入居したり、そうですか。いろいろ思い出されたこともあったでしょうか……。

明日はなんと！「Ｙａｈｏｏ！　ＪＡＰＡＮ」のＣＭのオーディションなんですよ。「Ｙａｈｏｏ！　ＪＡＰＡＮ」ってまだテレビＣＭは流してないですよね。初ＣＭに出られるかも？　なーんて。でも倍率はものすごく高いので、ま、これも「オーディションの経験を重ねる」くらいのつもりで気楽にやってきます(笑)。

昨日、一昨日とちょっと沈没していたんですけど、またこうして書いていたらだいぶ元気になってきました。
早く涼しくなれ～。では、また(^^)/。

ピーター（99年9月18日）
「お好きなメールアドレスに（笑）」

うさきさん、こんばんは！　ピーターです。
>うりこさんと私は一回も直接言葉を交したことがないので、
>一番不調だった時があんなに大変だったとは
僕も、一番不調な頃の話を聞いたのは、わりと最近です。うりこさんとFMHで知り合ったのは97年の春ですが、その頃はもうかなり回復していたんだそうです。その前の4年間が家から一歩も出られないような状態だったそうで、カレが少しずつ外に連れ出してくれたのだとか。それでFMHにも繋がって、病院に通い出して、という経緯のようですね。
>>今年は以前かみさんと住んでいた部屋に人が入居したり、
>そうですか。いろいろ思い出されたこともあったでしょうか……。
部屋に新しい人が入居したこと自体は、むしろ良かったです。僕は元かみさんにはベタ惚れでしたし、すごく依存していたから忘れようにも忘れられなくて、10年近く一緒に暮らした部屋

では想い出が重すぎて……。一人で暮らすには広すぎるし。

それで親も人に貸すというし、ちょうど良いと思って今の部屋に移ったんです。人が入ると決まって、最後に掃除をした時は、ちょっと辛かったですけどね。内装も変わって全く知らない人が住むことで、確かにあれが「過去の出来事」だと認識して現在と切り離すためには、むしろラッキーでした（認知療法とかで考え方が昔とは変わってますから、そうはならなかったと思いますが、あのままあの部屋にいたら、それこそ想い出の中に埋没して、止まった時間の中にいつまでも居かねなかったかもしれない）。

う～ん、もう少し聞いてもらえますか？　僕は「自分の過去（の存在証明）」にすごくこだわる人間だったんですよ。自分が（に）かかわってきた大事な出来事は、写真やテープで残しておかないと不安で仕方ないという……。だから昔は、写真とか一切捨てた事がなかったんです。しかし、今回は元かみさんの写真を捨てました。これはメールに書きましたっけ？　まあ、忘れることそのものは無理にとは考えていないのですが、「思い出してしまう」事物は（物理的には）捨てたほうが良いと思ったんですよ。

よく女性は、恋人と別れると髪を切ったり、手紙や写真を捨てる（？）じゃないですか、僕はその気持ちが分からなかったんですけど、今回は分かったというか。いわゆる「喪の儀式」というのか、過去に囚われないためには、そういう作業が必要なんですね、人間には。

でも、元かみさんのことはいまだに夢に見るし、困ったことには連続ドラマ式に話が進んで、「ある日元かみさんが訪ねてくる↓連絡を取り合うようになって少しずつお互いの誤解が解け↓

仲直りをして」という感じで、現在夢の中では再び一緒に仲良く暮らしてたりします(^^;。笑っちゃうほどストレートに願望が夢に現われていて、これにはしばらく苦しんだのですが、今は「夢は夢に任せよう」という感じでいます。

＞明日はなんと！　「Ｙａｈｏｏ！　ＪＡＰＡＮ」の

＞ＣＭのオーディションなんですよ。

それは凄い！　そういえば「Ｙａｈｏｏ！」のＣＭってまだ見た事がないですが、なんか今、株が高騰して凄いことになってますよね。オーディションもかなりの人数が集まったのではないですか？

そういえば、僕とうさきさんの間でよく話題に上がる「芸術家の完全主義」ですが、もしかすると打開点が見つかりそうな気がしてきました。今まで忘れていたんですけど、ごく身近な所に、全然完璧じゃないのに素晴らしい作品を作り上げてきた実例があったんです。

それに、いったい「完璧」とは実際には何パーセントの出来を言うんだろう？　本当に人間がやることで真実の１００％は出来るんだろうか？　神の視点で見たら、どうしたって何パーセントかのマイナス点はつくだろう。だとしたら、自分はどのくらいで満足がいくのか？　どこまで突き詰めればＯＫなのか？　と現在考え中です。これが解決すると、少なくとも僕は以前よりずっと楽しく作品が作れそうな気はします。

この件に関しては、もう少しまとまってから、具体的に書きます。

それでは、また(^^)/。

うさき（99年10月16日）
「ＲＥ：お好きなメールアドレスに（笑）」

ピーターさん、こん＠＠は。うさきです。
＞よく女性は、恋人と別れると髪を切ったり、手紙や
＞写真を捨てる（？）じゃないですか、
私は未練がましくて（笑）。例えば写真は一番の思い出の一枚だけはとってあります、実は。でも、今それがどこにしまってあるのか思い出せません。そんな感じです。
＞いわゆる「喪の儀式」というのか、
＞～そういう作業が必要なんですね、人間には。
私は、本当の意味の「喪」の対象になってしまった友人の縁りのものも、いくつか残してあります。でもそれもしばらくは見るのが辛いので、どっか奥深くにしまってありますけど。
実は先日、古い友人の俳優が自殺したんです。私とその人とは１７年も前にいた劇団の同期だったんですが、お互いに劇団を離れてからも他で共演したり、その人が病気療養で温泉治療に行っていた時も文通したりしていたんですけど、3年くらい前に文通上で喧嘩してしまって、音信不通になっていたんです。訃報が入った時は、「自殺」にショックを受け、やはり後悔しました。

仲直りしておけば彼が自殺する前にまた手紙を書く気になってくれたかもしれないのに、と思ったりして。会葬の時に、その人が出るはずだった芝居のチラシを関係者からもらいました。チラシのデザインそのものが、出演者の顔の写真をデザインしたもので、ちょっと辛かったのですが、来られなかった友達に渡そうと思い、もらってきました。

その芝居のことで悩んでいたようですが、遺書も何もないので彼の本意はわかりません。が、お互い芝居者として、舞台の上での姿はもちろん、こうしてチラシに名前や写真が残るのはある意味、存在したことの小さな証しですから、まだ見るのが辛いけれども持っていたいと思っています。

この件に関しては「喪の儀式」のまだ第一歩目ですね。

ごめんなさい。ピーターさんと元おかみさんとの話から、自殺した友人との話を思い出すなんて失礼でしたね。でも決して全く一緒くたにしている訳ではないですよ。

＞笑っちゃうほどストレートに願望が夢に現われていて、これにはしばらく苦しん＞だのですが、今は「夢は夢に任せよう」という感じでいます。

夢のお話、なんだかせつないな……。ピーターさんはずっと元おかみさんを愛していかれるのかな、と思います。

「前の彼女とはとても大切な関係だったことは変わらない」って言った男性がいます。私はその男性が好きだから、なんとなく私の中では消化不良だったのだけど、自分だってそうなんですよね。かつての私が好きだった男性との大切な時間や関係は、私から永遠に離れることはない。

ただ、今は今のカレが一番。今とこれからしかないから。これからはどうなるのか誰にもわからないけど。

きゃあぁ、話が飛躍しすぎ～。おまけに恥ずかしいぞ～。

>そういえば「Ｙａｈｏｏ！」のＣＭってまだ見た事がないですが、

>～オーディションもかなりの人数が集まったのではないですか？

それがね、私もスゲー競争率ではないか、と思っていたんですけど、クライアントの希望だったのか監督のアイデアだったのか、有名人は使わずにほとんど素人っていうか、そんな雰囲気のものを作りたかったみたいですね、初めから。で、なんだかイメージに合ったらしく、無事受かりまして、私の初ＣＭ出演です。１０月の下旬から第一弾放送予定です。４作もあるのでしばらく流れるんじゃないかな。

>そういえば、僕とうさきさんの間でよく話題に上がる

>「芸術家の完全主義」ですが、

>～人間がやることで真実の１００％は出来るんだろうか？

私、これ読ませてもらって、「あ！　そうだよな～」って思いました。いつも世間の状況なんかを見てて（例えば最近も大問題が再燃の、原発とか）、「１００％なんてあり得ない」って思っていたところがあったのに、こと自分の芝居のことになると、そのないはずの「完全」を目指してた……。矛盾ですよね。

>この件に関しては、もう少しまとまってから、具体的に書きます。

ええ、楽しみにしてますね。

ではでは、また。涼しくなるのが急すぎる～。風邪ひかないように気をつけませう(^^)。

ピーター（99年10月18日）
「皆さん活躍されてて嬉しいです(^^)」

うさきさん、こんばんは(^^)！　ピーターです。

「Ｙａｈｏｏ！」のＣＭ出演、おめでとうございます！

＞実は先日、古い友人の俳優が自殺したんです。

５番だったかを読みまして、うさきさん、大丈夫なのだろうか、と思っておりました。同じ時間、同じ体験を共有した友の死というのは、やはり人間にとってかなりつらい出来事だと思います。

僕は、サイトのほうに書いている親友の死をきちんと認識するまで８年もかかりました。やっと彼を、「すでにこの世にはいない人間」として考える事が出来るようになったという事なんですが。もちろん、それぞれの関わりというのは非常に個人的な事ですから、いっしょくたには出来ませんが、例えばジョン・レノンの死を、ビートルズの残りのメンバーが受け入れるのには１５年近くもかかってますし……。

>夢のお話、なんだかせつないな……。ピーターさんはずっと
>元おかみさんを愛していかれるのかな、と思います。

実は、あれからまた夢が進みまして、再び別れました（苦笑）。またお互い笑顔で「さよなら」して、また（夢の中で）泣きました。一応それからは、今のところ彼女の夢は見ていないように思います（記憶に残っていない）。

この件に関しても、やっときちんと受け入れられそうに思います。もちろん彼女は、かつて僕が愛した、とても大切な人であった事には変わりありませんが、それを「過去」の事には出来そうです。

>「100%なんてあり得ない」って思っていたところがあったのに、
>こと自分の芝居のことになると、そのないはずの「完全」を
>目指してた……。矛盾ですよね。

故・黒澤監督じゃないけど「完全主義とか言われるけど、良い物作るためには当たり前」というのもありますし、どうせなら「より良い物」にしたいですよね。

で、僕は先日から一人で録音を始めたんですけど、ドラムもしばらく叩いていなかったし、ギターやベースに至っては専門じゃないから、やっぱり思い通りにはいかない。でも今回は、酷いミスはともかく、自分としてはイマイチな演奏でもOKにしてしまって、とにかく音楽として形にする事を優先してみたんです。

以前は録音しかけて「ダメだこりゃ」とお蔵入りにしてしまう（そして二度と録音しない）事

も多かったんですけど、今回は一日2時間以内で1パートずつ録って、五日でとりあえずバッキングは一応の形にはなりました。そうしたら、結構それでも「悪くない」感じで、自分も楽でしたし、経過自体の中で学べた所も多かったし、やっぱりこっち（完全主義ではない）のやり方のほうが良さそうだな、と思い始めました。

続けていけば、自然に演奏技術も上がっていくし、乱暴ですけど、やればやるほど「良い物」が出来るようになっていくはずですから、未来に行けば行くほど良い作品が作れるわけで、だからまた作るのが楽しいわけです。プレッシャーもないし、いつも新鮮な気持ちで「今度はどんな〝進歩〟を記録しよう」という感じで創作が出来ますよね？

完全主義でやると、先に行けば行くほどつらくなる。今の時点で「完全」な作品を作ってしまうと、未来には「さらに完全」な作品を作らなければならないし、過去に「完全だったはず」の作品は、未完成で我慢できないものに見えてしまうという悪循環に……。これはやっぱり無理がある。

まったくもって認知療法の「完全主義の克服」に書いてあった通りでしたよ。やってみて納得しました。

ちなみに、「全然完璧じゃないのに、素晴らしい作品」を作っていたのは、誰あろう、ビートルズです。僕はビートルズから音楽の世界に入ったのに、その事をすっかり忘れてました。ビートルズなんて本当にヒドイですよ、ミスがあっても平気でレコードにしてるし（笑）、ボーカリストとしても演奏家としても誰一人としてベストじゃないですから。でも、僕をはじめとして世界中で作品は愛されているし、なんだかだいって色あせないじゃないですか。上手い人が演奏したからといってビートルズの録音より「良い感じ」には出来ないし。で、最近になって色々資料が手に入るようになってわかったのは、メンバーもプロデューサーのジョージ・マーティンも「良い作品」は作ろうとしていたけど、全然、完全主義じゃないんですよ。むしろ「イイカゲン」と言ってもいい。でも、だからこそあれだけの数の「良い作品」を世に出せたのだと思いました。どうせビートルズから音楽にのめりこんだんだから、じゃあ、その「イイカゲン」なところも見習ってしまおう、と今回は思ったわけです（笑）。またいつか完全主義の罠にはまるかも知れませんけど、とりあえず僕の中では、決着がつきました(^^)。

▽涼しくなるのが急すぎる〜。

昔から思っているんですが、どうして季節って、ゆっくりと段階的に変わってくれないんでしょうか（笑）。昨日今日と急に冷え込んで、あわてて靴下を出しました。

うさきさんもお身体に気をつけて、着実に活躍の場を広げていって下さい。

それでは、また(^^)/。

それに、基本的生活習慣を作りなおす必要も感じていました。本来、それは小学校入学前に学ぶべき事ですから、その意味でも「幼稚園からやり直し」なんです。

でも実は気分的にも、そう割りきってしまった方が楽でした。多くの精神疾患が、その人の能力を著しく低下させますが、回復に向けて歩き出すためには、一旦その事実を認めてしまった方が良いと思います。体の病気や怪我だって、酷ければ何もできなくなるわけですから、それは精神疾患でも全く同じだと思うのです。

たとえば僕の場合は、外に出るのが怖くて発作も起きます。発作は吐き気や失禁の恐怖を伴うわけですが、「家の中ならトイレには行ける。しかし外では漏らしてしまうかも……」というのも、幼稚園児なら不思議はないですよね？

ただし、いい大人……中学生や高校生から見れば「おっさん」でしょう……が、外で漏らして泣いていたら異様ですし、自分自身もそれでは辛すぎます。

そこで僕は一般に「リハビリパンツ」と言われる「大人用紙オムツ」を着用して外出のリハビリを始める事にしたのです。

いればまた違ったのでしょうが、一人っ子でしたし……。そんなわけで寂しがり屋なのは今も同じです。同時に、部屋で一人過ごす事にも慣れていますが（笑）。

つまり、僕の家は間違いなく「機能不全家庭」だったと思います。祖父母がいないとき、夕食というのは楽しい時間ではありませんでした。家政婦さんが6時頃用意した冷えた食べ物を、手術場面のある医学ドキュメント番組（！）を見ながら医学用語で議論する両親と食べる……下手なことしたり言ったりすれば親父が怒鳴り出す。

……そんな育ち方をしたので、小さい頃は「食べているときが一番幸せ」という人が多いのが信じられませんでした。食事が楽しいものになったのは結婚してからです。「平和な食卓」は、妻との間で初めて叶えられたのでした。

でも、月に10日ほどうちに来ていた祖父母の存在が、ギリギリでバランスを保ってくれたのでしょう。様々な問題を抱えながらも、僕は何とか少しずつ成長して来れたのです。ただ、順調に……というわけには行きませんでした。中学での登校拒否、高校での家出……そして、最終的な問題解決の機会が、今回の病気だったのだと、僕は思っています。

……さて、上に書いたのは、寝たきりの3ヶ月間にアルバムやら何やらを引っ張り出して、自分の幼少時を振りかえったダイジェストです。そして、これらに関して、僕は親と最後の対決をしたわけです。

ここで幸いだったのは親が「医者」であった事で、過去を責めるだけの僕に対しては頑として受け付けなかったものの、FMHで知った様々な情報をプリントアウトして見せるうち、親も僕が「病気である」事実を認識したという事です。

そして僕は、抗不安薬「セディール」を服用し始めました。それまでは、部屋に一人でいても、たとえば救急車のサイレンが聞こえるだけで耳をふさいで震える程に神経が過敏になっていました。親との対決でも、親父の怒鳴り声を「鬼が吠えている」ように感じたものです。しかし、この時点で親はまだしぶしぶでしたが、薬や医学情報の面では協力し始めてくれました。

ところで、自分が「アダルトチルドレン」ではないと分かってからも、僕は一つの目標を定めていました。「幼稚園からやり直し」という事です。どういう事かというと、日常生活上で自分で出来る事が、幼稚園児並になってしまっていたからです。

とんど記憶にありませんが……。

また、医療研究に携わる科学者である父親は「言葉が喋れないうちは、人間の子供も動物と同じ」というのが持論で、小学校低学年ぐらいまでは「悪い事をしたら、とにかく叩く」という育て方でした。

「何が悪いのか」など一切言わず、いきなり手が飛んでくるのですから、小さい頃の僕にとって父親は「いつ叩かれるか分からない」ただ怖いだけの存在で、たまに優しくされると気味悪く思ったものです（笑）。

こんな話もあります。僕自身は覚えていませんが、祖父母が家に来て、本来なら家族団欒の食事どき、一歳半くらいだった僕がテーブルの上の食べ物に手を出したところ、父が手にしていた箸で、いきなり僕の手を叩いたそうです。手の甲には二本の跡がくっきり。祖母は泣き出した僕を庇いながら「あんたの子供かもしれないが、私の孫でもある」と泣いて抗議したそうです。

父だけではなく、母にもよく叩かれていました。それも「頭を叩くと脳に影響があるかも」という事で、アメリカ式に「お尻」を叩かれていたのです。物心ついてからも、来客の前でもズボンを下ろされて叩かれていました。これは実に嫌だった。子供にだって自尊心はあるんですから……。

また、幼稚園に入る前頃まで、家には住み込みの看護婦さんや家政婦さんがいて、その人達と一緒に昼食をとっていました。ぼんやりした記憶ですが、子供なりに「親と関係のある人達」だと認識して、いろいろ遠慮していた覚えがあります。その頃の経験から、相手が自分より目上である場合、今でも僕は比較的うまく振舞えたりするんですが。

でも、そんな年頃の子供なら当然親に甘えたいわけで、怒られながらも開業医であった母の仕事場を覗いたりしていました。両親とも仕事が終わるのは遅く、夕食は９時過ぎと決まっていましたから、祖父母が来ている時は良いのですが、６時の鐘がなると「ごはんだ～」と帰ってしまう友達と別れて、シーンとした家に戻るのは何とも寂しい事でした。

それでも「鍵っ子」でなかっただけマシですが、子供にとっての３時間は長くて、お腹は空くし、特に雨の日など、「雨音と柱時計の音だけ」がやけに大きく響く暗い空間に一人でいる寂しさは、今も記憶の底に横たわっています。兄弟が

寝たきりの3ヶ月（3）「アダルトチルドレン」　（1999 9/22アップ）

最初に結論から言ってしまうと、僕はアダルトチルドレン（以下AC）ではないと思います。誤解のないようにいえば、ACになる素質はあったが、ギリギリ避けられたのだと考えています。
どういう事かというと、僕は中学のときに登校拒否（今で言う不登校）をやっていますが、その頃から、つい最近まで、親との衝突をかなり激しく繰り返して来たからです。

必ずしも正確ではありませんが、本当のACは親との衝突が出来ないほど親側の支配力が大きいため、ずっと（親にとって）良い子のまま大人になってしまい、自分自身でも「親に対する恨みの念」に気づいていない事が多いのです。
特に、幼少時の激しい虐待体験などは記憶の底に封印されてしまって無かった事になっていて、結婚したり、子供を産み育てる……つまり自身が家族を形成するという状況になって、初めて自分の生き辛さの根本が親との関係性にあったと認識し、「自分はACだったのだ」と気づく人も多いのです。
（ただし現状ではACは「気づきによる自己申告」概念であり、疾患名ではない）

一方、僕の場合は中学時代に親との対決（通常は「反抗期」ですね）も出来ていますし、「寝たきりの3ヶ月」の最後の期間に、親との徹底的な対決（話し合い）を繰り返した結果、現在は親との間にわだかまりは残っていませんし、今は親に対して素直に感謝しています。同時に、親が自分の領域に必要以上に踏み込んで来た時には、さらりとかわす事も出来るようになりました。こんな事は、健康な人ならあまりにも当たり前な事ですが（笑）。

ともあれ現在、うちの家族はかなり正常だと思いますし、小さい頃に渇望した「一家団欒」が実現していて、これはある意味で病気がもたらした果報だと思っています。

ただし、僕の幼少期が少々変わったものであったのは間違いなく、たとえば3歳くらいまではロープを付けられて親と歩いていたのです。アメリカでは当たり前らしいのですが、日本では異常な風景だったでしょうねえ（笑）、僕自身はほ

ACの心の中には「傷付いた子供のままの人格」が存在し、その人格が感じつづける「孤独感」「恐怖感」「不安感」などが大人になった本人の行動に影響をおよぼしているため、「傷付いた子供の人格」が癒されて成長すれば、ACから脱出できると考えられている。
ただし、現在は疾患名としては認められておらず、基本的には精神科の治療対象ではない。多くは民間の「自助グループ」に参加して社会への再適応を模索している。

(*2) パニック障害
僕が自分の疾患名ではないかと思っているもの。身体には異常がないのに、突然激しい苦しみを伴う発作（パニック発作）をなんども体験した事がきっかけとなり、発作への恐怖感から、日常生活に支障をきたすようになった状態を「パニック障害」という。
ただし、ほとんどの人が一生に一度は、単発の「パニック発作」を経験すると言われている。パニック発作自体の原因は、脳の機能異常（致命的なものではない）だと考えられており、また、鬱病とパニック障害は「表裏」の関係にあるとも言われている。
なお、従来日本で「不安神経症」や「過呼吸症候群」と言われていた疾患も、発作が起きる原因は違うものの、発作のため日常生活に支障をきたすという点では同じ（？）ためか、現在では広義に「パニック障害」と呼ばれるようになってきているらしい。

(*3) 共依存
夫婦間、友人間、恋人間などで、（無意識的に）「相手が自分の思い通りにふるまう」「相手の思い通りに自分がふるまう」事で関係が維持されている場合、精神的に自立（自分の行動は自分で決める）した人格同士の健康な関係とはいえず、また、相手を失う事が自分自身の存在意義を危うくするため、この状態を「共依存」という。
ただし（特に）日本では、夫婦、恋人、親と子、上司と部下、コーチと選手等、この「共依存」関係によって成り立っている例はかなり多く、美談にすらなっているので、根が深いと思われる。
ACの問題は、他人とのコミュニケーションにおいて、無意識的に「共依存」関係を作ってしまう事だが、その根本には、自分の生命維持を親に頼るしかない幼少期に、親が「望み通りにふるまう」子供であることを要求し、それに応える形でしか生き残って来れなかったという背景がある。

された状態の反動か、とにかく寝たかったんです。

不思議なのは、どうやらこれは「鬱病」の一つの症状でもあるらしいのですが、やたらに長時間寝られるんです。昨日16時間寝ても、今日もまた眠くて15時間眠れる。そして明日もまた……。あの３ヶ月は本当に寝てばかりいました。

それと、人と会わなくても良くなったのと、面倒だし発作を起こす事も多かったので風呂に入りませんでした（汚！）。

それでもまあ、最大で２週間くらいかな（笑）？　風呂が苦手という人は他にも多く見かけましたから、これも「心の病」の（２次的な）症状の一つなのだと思います。

食事はどうしていたのだったか？　ほとんど記憶にありません。家の冷蔵庫にある物とか、別居していたかみさんが顔を出した時に頼んで買って来てもらったりとか……でも、一日一食、それもカロリーメイトだけ……という感じだったと思います。

ほとんど布団の中で過ごしていたから、体重は減りましたが、さほど食べる必要はなかったんです。トイレにはとりあえず行ってました（笑）。まったく動けないわけではありませんでしたから。

そして、外出できないのも困りますが、僕はまず最初にACという考え方から、自分の過去を見直す作業を始めたのです。

必ずしも正確ではありませんが、用語解説

(*1) AC＝アダルトチルドレン

本来はアルコール依存症の親に育てられた子供の事だが、幼児期に虐待を受けたり、十分な安全と愛情を得られない家庭環境（機能不全家庭という）で育てられて大人になってしまった人を言う。正常な愛情表現や、自己対他人の距離感、自然な信頼感を知らない（これらを得るには、幼児期に親に愛される事が必要）ため、社会に適応する事が困難になる。

（恐らく）一般に知られていない重要な点は、ACの親に育てられたためにACになり、ACのまま親になれば（ACの育て方しか知らないため）、また子供をACにしてしまう（悲劇を繰り返す）という事。

今まで自分が病気だと思ってなかったので、随分ムダに苦しんできました。

あるネットでSYSOPをやってまして、正体がバレると怖いので
会員情報を非公開にしました。自分のネットでは元気っぽく
ふるまっていないとならない(普通人の友人と共同運営なので)
のがツライです(;_;) 簡単に閉める訳にもいかないし・・・
ハンドルも、使い慣れたハンドルは避けたんです。この辺は
皆さんどうなのでしょうか？ (いくらなんでも被害妄想かな？^^;)

今は、外出もままならず、そのために通院も出来ません。
ひどい時は家から30mも離れると不安になり、吐き気と尿意と便意が
襲ってきて三重苦です(^^; 以前は電車内等の特定の場所でしか"発作"
(自分で勝手にそう言ってます)は起きなかったんですけどねえ(;_;)

５年前に傾倒していた(共依存かな？)親友を自殺で亡くしまして
それが原因かな？となんとなく思ってたんですが、ACの部屋を
覗いたところ、どうやら根本にACの問題もありそうだと思って
「インナーチャイルド」と、「アダルト・チルドレンと家族」を
少しずつ読んでいます。自分の性癖(^^;まで当たって(？)しまい
しかも乳児期のチャイルド傷つき度が100%だったのには参りました(笑)

・・・おっと初めての自己紹介が長くなりすぎるといけないので
この辺で・・・(^^; 少しずつ参加させて下さいm(_ _)m

今考えても、この自己紹介文を書いてFMHに参加し始めた事が、僕の回復への最初の重要なステップだったと思います。FMHで知ったAC (*1)、パニック障害 (*2)、共依存 (*3)等の言葉、また、薬や治療法、書籍等の知識も非常に役立ちました。FMHがなかったら僕の現在はないと思います。

ところで、「寝たきり」はどうなったんだと言われそうですね（笑）。まあ、「寝たきり」というのは確かに少々大袈裟ですが、当時は非常に疲れていて、外には出られないし（出られたとしても何かする意欲はなかった）、家にいてもほとんど何もやる気にならないし、数年間続いたハードスケジュールと時間に拘束

を維持するのには良くないという事が分かってきましたが、僕が実際に道を渡れないような状態になっているのに「情けない」としか言わない、別居している妻や両親よりも、FMHにいる人達の優しさの方が当時はありがたかったのです。

しばらくの間は、過去の書き込みを読んで泣いてばかり（多くの方が経験するようです）いました。特に、誰かの書き込みに対して「ここは、たとえ風邪でも救急車を呼んで良い場所ですよ(^^)」という風にレスが付いたのを見た時は、もう、ダーダー泣いてしまいました。

その時は、なぜそんなに泣けるのか自分でも分からなかったのですが、たぶん僕は、本当はもう恥も外聞もなく「助けてくれ！　救急車を呼んでくれ！」と叫びたかったんでしょう。

けれども一般の人には、見たところ出血したり骨折したりしているわけでもない健康体なのに、「（心が骨折して）道が渡れない」という僕が理解出来るわけがないと思っていましたし、実際「それは（心の）風邪だろう」程度に言われれば良い方でしたから、「救急車を呼んでくれ」というような「大袈裟な」言い方は出来なかった。

「風邪を引いても救急車」と書いた人が誰だったのかはすっかり忘れてしまっていますが、とにかくその一文を読んで僕はFMHに参加する事を決めました。自分の文章ですから、最初の書き込みをここに引用してしまいます。（著作権の関係上、ヘッダ部分は削除しました）。

初めまして、ピーターです(^^)

ハンドルは【ピーター・パン】からです。AC的傾向が強いので・・・(^^;

しばらくROMしてましたが、現状がどうにもツライので参加させて
いただく事にしました。あまり多くの会議室には出入りできないと
思いますが、よろしくお願いします。(19番あたりから書きます^^;)

ちょっと愚痴が入りますが(^^; すでにNiftyに入って３年近く
なるのに、自分にあったフォーラムが見つからずイライラしてました(笑)
生きるのが異様につらくなって来て、初めてFMHを覗いたら、なんと(^^;
自分と同じような価値感(？)の方々はこちらにいらしたのですね・・・

を受けましたが、通常の「気の持ちよう」という程度ではとても乗り越えられない「不安感、恐怖感」にも驚きました。
大袈裟に思われるかも知れませんが、恐怖感は「本能的」といってよいレベルのもので、理性で否定するのは大変に困難なものでした。実際に脚や手の指先が震え、鼓動や呼吸も乱れ、脚がすくんで動かない……と言う生理的な反応も出ているからです。

「いくらなんでも、これはおかしい。普通ではない」と僕は思いました。オカルトなのか、そうでないのかは分からないけれども「自分に異常な事態が起きている」らしい。だから情報が必要だと思った。オカルト的な現象なら「おはらい」を……とも本気で考えましたよ（笑）。

しかし、情報といっても、上に書いたような状態では本屋に行けませんから、以前から会員になってはいたものの、ほとんど使っていなかったNIFTY SERVE内を検索してみようと僕は考えました。まさに、溺れる者はワラをも掴むという心境で。

寝たきりの３ヶ月（2）「FMH」　（1999 4/29）

NIFTY SERVE内をあちこち検索すると「精神保健フォーラム（FMH）」という文字が目に止まり、「こんなフォーラムがあったのか……」と思いながら恐る恐る中を覗きました。当時はまだ、自分が「精神疾患」だとは思っていませんでしたから、いわゆる世間で言う「電波系」の人ばかりが集まっているんじゃないかと思ったんです。酷い偏見なのですが……。

ところが、過去の書き込みを読んで行くと、自分と似た人達がずいぶんいる事に気がつきました。一般の「精神が健康な」人達には何度話しても「信じてもらえない」か「一笑に付され」ていた事を、僕と同じように感じ、考えている人がいた事にまず驚きました。そして「他人に対して非常に気を使う、優しい人達が集まっているなあ」とも思いました。(注：現在のFMHはだいぶ雰囲気が変わってしまっています)。

もっとも、最近では、その優しさと見える「気の使い方」自体が、精神の健康に言い聞かせて震える足を前に出し、分離帯の上に乗せました。「あとは車の来ないのを見計らって道路を渡り、タバコを買い、再び道を渡って帰ってくれば良いのだ。簡単な事じゃないか……。

ところが次の瞬間、僕の頭の中に、こんな想像が広がりました……。

なんとか道を渡り、自販機でタバコを買ってほっとした僕の後ろで激しい衝撃音がする。驚いて振り返ると車が衝突事故を起こし次々に他の車が巻き込まれていく。唖然としている間に見なれた道路上は酷い惨状になっていて、道路に面した家からは人々が次々に出てくる。事故の状態は酷く、道を再び渡って戻るのは非常に困難になってしまう。

われながら、なんと「非現実的」な想像かと（今は）思いますが、この光景が非常に現実感を伴った激しい説得力を持つ映像として脳裏に広がったのです。ただし、これは「幻覚」ではありません。僕には幻覚という症状はありませんので念のため。しいていえば「白昼夢」に近いものといえるでしょうか？　通常の「ぼんやりとした」想像ではなく、はっきりと「映像として認識できる」ものだったという事です。

精神状態が正常であれば、そもそも道を渡るのに必要以上の緊張はしません。当然（確率的にはありえるとわかっていても）、そんな大事故、大惨事の映像が脳裏をよぎる事もないでしょう。さらに言えば、万が一、そんな大惨事が起きたとしても、身体も心も健康な人であれば、大変に驚きはしても、その状態に対処できるでしょう。事故に巻き込まれて怪我をする事も考えられますが、それでも相応の行動は出来るはずです。

ところが、僕には「発作」の不安がありました。大騒ぎになっている群集の中で、発作を起こしている自分を想像してしまうと、もう脚がすくんでしまって一歩を踏み出す事が出来なかったのです。

それでも何度か「そんな事はありえない」と自分に言い聞かせて車道に脚を降ろそうとしたのですが、やがて高まった不安感に加えて発作の前兆（何度か発作を起こすと分かるようになります）を感じ、ついにその日は道を渡る事は出来ず、家に戻ってしまいました。

「自分は道すら渡れない“廃人”になってしまったのか！」と非常にショック

に再び乗れるまでには至っていません。従って昨年の「通院する」という目標は果たせませんでした。
(もっとも現在は通院の必要性自体を感じていないのですが……この点はいずれ書きます)

一般の人の感覚からすれば「何をバカな」という感じでしょうが、3年前の状態から比べれば、これでもかなりの回復なのです。「心の病」は、たいてい身体の病気よりも回復に時間がかかります。半年、1年、2年という単位で見ないと回復が(自分でも)実感できないのが実際です。
信じられないでしょうが、とりあえず今は「そういうものなのか」と思って先を読んで下さい。……それでは、3年前の記憶を辿る事にします。

道が渡れない！

自殺は思いとどまった僕ですが、さて、どうしたら良いものか、どこからどう手をつければ良いのか全く分かりませんでした。そこで、とにかく情報を集めようと考えました。とはいえ、発作が恐くて外には出られません。タバコを買おうと思って家の前の通りに出ても、たった10m先に見えているタバコの自販機まで行けないのです。これは自分でも信じられない事でした。

この時、自分の中でどういう「心の動き(＝脳の思考)」が起きていたかを書きましょう。僕のような類いの「心の病」を持つ人間が、どう物事を感じている(いた)のか、少しは分かってもらえると思います。

道は2車線で交通量はごく普通……信号の付いた横断歩道もありますが、車の来ない隙に余裕で走って渡れる状態です。そして、タバコの自販機は道の向う側に見えている。「パッと渡って、パッと買って、さっさと帰って」くれば良いわけです。
ところが僕の脚は、道のこちら側、歩道と車道を隔てる高さ10ｃｍほどの分離帯をまたげませんでした。高い崖の上から下を見ているような激しい緊張感が身体中を支配しているのです。

口は渇き、膝や手はガクガク震え、心臓の鼓動も激しく、呼吸も浅く速くなっています。しかし、ここは道路であり、崖の上ではありません。もちろん「頭では」それは理解出来ています。だから「たかが道を渡るだけじゃないか」と自分

え一時希望が見えたとしても、それは「裏切られて、ひどく傷つく」だけの「まやかし」に思えました。

親友を失って以来、20年分もの苦労をして、やっと巡ってきた幸運も「持ち上げておいて突き落とす」ためだけのものだったかと……そう感じられたのです。親友と同じ、8月22日の夜、死のう。そう決めました。


しかし、僕の場合は、まだ余裕があったようです。21日の夜に予行演習で首に音響用のケーブルを巻いた僕ですが、8月22日の昼に親友のお母さんからの電話を受けたのです。

親友の弟が兄の影響から映画を撮り始め、非常に才気あふれる自主作品を何本か撮っており、その才能が認められてTVドラマなどの監督をするようになっていたのですが、その彼の作品が今日の夜中に放映される……そういう電話でした。

それを聞いたとき、何とはなしに「それだけは観なくては」と思ったのです。結果的に、この電話が僕の命を救う事になりました。親友の弟が監督したドラマは非常に面白く、兄譲りの才能を感じさせました。


僕はそれが嬉しくて、そして、その事を喜べる自分を発見して「まだ、生きていられるかも……」と思ったのです。そして、その日から、僕の闘病（？）生活が始まりました。

寝たきりの3ヶ月（1）　（1999 4/30）

早く書かなければ……と思いつつ、今日まで来てしまいました。96年9月～年末までの「寝たきりの3ヶ月」は、すでに3年前の出来事になってしまい、これもまた「心の病」の不思議な点なのですが、当時の記憶がかなり薄れてしまっています。

服用している薬の副作用（記憶力の減退）もあるのですが、回復してくると「病気だった当時の」自分の体験が、まるで他人事のように思えてしまうという面があるのです。（病気を忘れる≒回復なのです）。


今現在は、ごく狭い範囲の日常生活においては、ほとんど支障がない程度にまで回復していますが、パニック発作の副産物としての「広場恐怖」（人の多い場所や密室での発作を恐れるため、外出等に支障がある）は残っていて、まだ電車故か後に考えて分かったことがあります。仕事が大変に忙しかった頃、僕は「デパス」という薬を常用していたと書きました。この薬はいわゆる精神安定剤で、加えて「筋弛緩作用」があります。
ところがドラマーにとって、この筋弛緩作用は大変困るのです。実際にライブステージで筋肉の反応が悪くなって自分のプレイに支障が出ることが僕には分かっていました。

そこで、それまで常用していた「デパス」を一気に止めたのです。ところがデパスという薬は、一気にやめた場合それまで抑えられていた症状が一時的に酷くなる事がある……と言われている薬なのです。僕の場合は、まさにそれでした。
「追い風」が来て「もはや薬は必要ない」と考えた事がアダになったのです。僕の「パニック発作」はデパスによって抑えられていただけで、18の頃から、ずっと状態は変わっていなかったのだと思います。それが、薬を止めた事で一気に噴き出した……。

薬というのは、こういう怖さがありますから、自分勝手に量を増やしたり、いきなり止めてはいけません。薬を飲むのも止めるのも、必ず医師や薬剤師の指示に従って下さい。

抑うつ状態…そして、自殺を考える

さて、僕はと言えば、この録音時の発作による失態への自己嫌悪から酷い「抑うつ状態」に陥りました。「病的な落ち込み」です。「様々な療法と薬」で書いているように、酷い抑うつ状態は人を自殺に向かわせます。この時の僕も同じでした。
後で書きますが、僕は中学時代に一度だけ本気で自殺を考えた事があります。しかしその時「２度と自殺は考えない」と自分に誓ったのです。その誓いを20年後に初めて本気で破ろうと思いました。
奇しくも親友が自殺したのは91年の８月22日。僕が大発作を起こしたのは96年８月20日。親友を亡くした後、何度後を追おうと考えかかったか……ずっと抑え続けていた気持ちに歯止めが効かなくなりました。

「なにもかも、もういい。疲れた……。それにもう、すべてを失った……。これ以上は苦しみたくない……。あいつの元に行きたい……」そう本気で思ったのです。生きて行くことは大変な困難にしか思えず、未来の希望はなくなり、たと識を失い、次の日の夕方まで、また20時間を眠り続けました。録音自体は、その後TA,Coolが別のスタジオで残りのパートを録り終え、締切りには間にあったと聞きました。しかし、自らチャンスをダメにしてしまった事で、僕は酷い自己嫌悪に陥りました。「追い風」は、パニック発作という、たった一つの「症状」に吹き消されてしまったのです。

さて、ここで「パニック発作」とは、それほど「大変」なものなのか？　という疑問を持たれた方も多いと思います。はい、大変です。僕自身は「死ぬ」とは思いませんでしたが、パニック発作を経験した人の多くが「死」を意識すると言います。また「心臓発作」だと思う人も多いようです。

何度も体験してみると、発作にも軽いものから重いものまで何段階かあると分かるし、短時間（５分以内）で終われば、やり過ごす事も出来るのですが、上野駅の時と、この録音の時の発作はどちらも激烈で、長時間（２時間以上）続きました。

パニック発作に近いものに「過呼吸発作（過換気症候群）」というのがあり、精神科以外だと、パニック発作も「過呼吸でしょう」と診断されてしまう事が多いようです。ありがち（と言われている）な発作であるため、医師の中には一笑に付す人もいるようですが、パニックにしろ過呼吸にしろ体験した本人は大変に苦しい思いをします。

あるサイトで「このような発作は、医師ならばすぐに過呼吸と診断するくらいありふれたもので、大した事はない」という主旨の文章を見かけましたが、冗談じゃありません。一度体験してみろ！　です。

ここからは、医学的に正確な知識が無いため完全に正しい事は書けないのですが、僕自身が「過呼吸」ではなく「パニック発作」だと思っている根拠は、過呼吸であれば「紙袋を口に当てて、自分の吐いた２酸化炭素を再び肺に取り入れれば治る」と言われているのですが、僕自身はむしろ発作の時は呼吸を止めている……というか「息を詰めている」事が多いのです。

過呼吸を体験した人は「息が吐けない。吸うばかりになってしまう」と言いますが、僕はそれを感じた事がありません。ただ、これも信頼のおける医師の診断を受けなければ分かりません。しかし、本人にとっては深刻な苦痛である……という事だけは言えます。

これも医学的に正確とは言い難いですが、僕がこのような状態に陥ったのが何での２日間は全く発作を起こしていません。少々寝不足ぎみではありましたが、僕は晴れやかな気分でいました。

しかし、コーラスを録音し始めると、ピッチ（音程）が悪くハーモニーが決まらないため、何度も録音し直さなければなりませんでした。予定は大幅に遅れ、ギタリストやベーシストの人が来てもブラスセクションの人達がやって来る時間になっても、コーラスのOKテイクが録れません。
僕はだんだん不安になってきました。たとえすべての録音が終わっても、僕には「ミックスダウン」という作業が残っています。「体力が持つだろうか……ミックスの時に耳が生きているだろうか……ミックスに必要な集中力がキープできるだろうか？」そう考えて不安が高まると同時に「発作」が始まりました。

「治まってくれ」と祈りながらコーラスの録音を続けましたが、横ではギタリストやベーシストの人が少々不機嫌そうにし始めています（心の病にかかると、他人のちょっとした不機嫌などに異常に敏感になるのです）。いつまで経っても決まらないコーラスに業を煮やした僕は、自分の体力の事も考え「ベースを先に録音したらどうか」と提案しました。その間にコーラスを練習しておいてもらおう……そう考えて。

しかし、これがコーラスの女性達を不機嫌にさせる事になりました（当然ですが）。彼女達の不機嫌な顔を見て僕は狼狽し、発作はますます激しくなり始めます。悪循環でした。そして、ひそかに心配していた事態が起きました。この日のために急遽注文したモニター用ヘッドホンの音質にベーシストからクレームが付いたのです。信頼に足る機種を揃えておきたかったのですが、２ランク落ちる機種しか手に入らなかったのです。

自分の心配が的中した事で不安は一気に拡大し、ついに発作が頂点に達してしまいました。もはや周りで話されている言葉の意味すら聴き取れず（酷いカゼなどの時と同じです）、呼吸は乱れ、身体はしびれ、フェーダー（ミキサーに付いている縦型のボリューム）を動かすこともままなりません。

仕事が出来る状態ではありませんでした。結局その日の発作は治まらず、最後は逃げ出すような形でスタジオを後にしてしまいました。

そして「緩慢な気絶」（本当にそういう感じです）のように僕は布団の上で意

「どうしますか？　これに乗らないと、帰れませんよ……」そう言われて、大変恥ずかしかったのですが「家に電話させてもらえませんか？」と僕は言いました。家まで自力で戻れる自信は無かったからです。

1時間後、父親とかみさんがシャッターが降りた駅の前に座りこんでいた僕を迎えに来ました。そして家に戻って20時間近く僕は眠り続けました。(後にかみさんは「あの事件があって、アンタがあたしにとって大切な人の一人だったと改めて分かった」と言ってくれました。でも、結局離婚したんですけどね……)。

医師である親も、また僕も、この時の「発作」は単に疲れていたためのものだと考えていました。精神的な事は関係ないと思っていたのです。

ところが、発作は、その後所構わず起きるようになっていきました。しかし、TA,Coolの仕事やAZUMA BANDは忙しさを増していきます。夫婦仲も良い方には進みませんでした。

半分発作を起こしながらTA,Coolの仕事をし、バンドのライブをこなしました。相変わらずのハードスケジュール、夫婦の危機……。

それでもなんとか夏まで僕は“頑張って”、AZUMA BANDのCDを制作し、TA,Coolの仕事では完パケ（そのままCDや放送に使う録音の事）までを請け負う事になりました。
それが評価されれば「プロレベルの録音スタジオ」に一気に近づけます。内心、自分の苦労に見合った見返りがない（あくまで縁の下の力持ち状態）ことに不満を感じ、またたとえ仕事がうまくいったとしても、愛する人を失っては意味がない事も分かりつつ、僕はこれに賭けるしかないと思っていました。

パニック発作（3）　（1999 4/29 加筆修正）

2度目の大発作

96年8月20日。初めて正式なCDになる音源の録音3日目、コーラスの残りと、ギター、ベース、生のブラスセクションを録音する事になっていました。昨日ま

いつ復旧するとも分からない京浜東北線……二つの危惧が頭をかすめました。一つは、復旧した後の電車が大変に混雑するであろうこと。二つ目は、大変に疲れているので、発作が起きて途中下車した場合、果たして家までたどり着けるかという事。発作を起こすと大変に体力を消耗するのです。

僕は一気に弱気になりました。東京駅から家に電話をしてみましたが、すでに不仲になっていたかみさんは勇気を奮い立ててくれるような言葉はくれませんでした（笑）。

京浜東北全線がストップしていたのだからほとんど無意味なのですが、中央線に乗って新宿回りで帰る事は出来ないかと考え、実際に電車に乗ってもみました。
しかし、数秒もすると発作が始まってしまい飛び降りる→トイレへ。これを繰り返すことになりました。

結局、２時間後くらいに京浜東北線が復旧したため、覚悟を決めてそれに乗り込みましたが、予想通り（？）発作の嵐でした。僕は酔ったフリをしてスポーツドリンクの缶を手に、車両の隅で床にしゃがんでいました。水分を口に含むと吐き気がごまかせるからです。
しかし、この時の発作は半端ではなかった。吐き気に加えて、５分は我慢できないと思われる下痢と、膀胱が熱くなるのが分かるくらいの腎臓が暴走したかのような尿意。これでは「３重苦」です。結局は毎駅ごとの途中下車……そのたびにトイレへ……すると汚い話ですが大も小も実際に大量に出るのです。これを繰り返し、上野駅でとうとう力尽きてしまいました。

まったく収まらない発作に翻弄されながら、僕は駅のベンチに腰掛けていました。家が、宇宙の彼方にあるかのように思え、都会の孤独を実感しました。
どうしよう……と思っても、この頃には、もはや頭も働かず、ただ呆然としていたのです。「とにかく横になりたい。休みたい」という思いしかありませんでした。
その時、目の前を駅員さんが通ったのです。「すいません……横になれる場所はないでしょうか……具合が悪いんです……」。

数分後、僕はホーム上の駅員控室の中で寝かせてもらっていました。あるいは、少し横になれば回復できるかもと思ったのです。しかし、30分たっても１時間たっても具合は良くならず、やがて終電の時間になってしまいました。

大発作

その時は本当にハードスケジュールでした。TA,Coolとの仕事と、AZUMA BANDのライブがすぐ後に控えていたのです。明らかに疲れがたまっていました。

伊豆に向かう友人の車の中でも発作を起こし、2時間ほどしか寝ないでライブ。ステージ上でも軽い発作……これは「いや～二日酔いで……」とごまかしました。しかし疲れた神経はピリピリしていました。ライブ終了後に主催者が始めた延々の説教に腹が立ってしまったのです。

申し訳ないですが、たかがアマチュアの「楽しいライブ」に参加して、訳知り顔の主催者に面白くもない説教を延々一時間も聞かされるのは「うんざり」でした。

僕は店の経営で運営側も経験しています。要は運営が悪いだけなのです。「勘弁してくれ」でした。とても疲れていて早く帰りたかった。ところが、やっと説教が終わったと思ったら当然のように「打ち上げ」です。打ち上げに付き合う余裕は、僕にはもうありませんでした。

しかし一緒に車で行った友人は参加すると言い、冗談だと思いますが「帰りは車で送るのは嫌だ」と言いました。僕はこれで「キレ」てしまい、新幹線で一人で帰る事にしたのです。伊豆の友人は引き留めてくれましたが、僕は本当に疲れていたので一刻も早く不愉快な場所から離れて家に帰りたかったのです。

不思議なことに、怒りはパニック発作を抑えるようです。ですから、寝不足で最悪の体調だったにもかかわらず、東京駅までは、ほとんど何事もなく過ごせました。

しかし、東京駅についてJR京浜東北線に乗り換えようと階段を上った僕の目に映ったのは、運転を停止している京浜東北線と運転再開を待っている大量の人々……でした。

覚えている方もいらっしゃるかも知れませんが、この日「変電所に猫が入り、ショートして焼け死んだ」ために長時間に渡って京浜東北線がストップしたのです。偶然ですが、ギャグのような展開ですよね……。

ここで僕の「怒り」に支えられていた「精神的な張り」が切れてしまいました。

親友が唯一ライバルと認めた男、その音楽制作過程を間近で見ることが出来るわけですから……事情があってほとんど無一文で帰国した彼の仕事を、僕はボランティアで手伝い始めました。
親友が困窮していたときに助けられなかった分を、唯一親友が認めていたTA,Coolを助ける事で罪滅ぼしする……というような気持ちもありました。また、親友に続いてTA,Coolにまで死んで欲しくなかったのです。

親友の死後、僕はある不安感に囚われていました。それは自分の友人達が一人ずつ、櫛の歯を欠くように死んでいってしまうのではないか？　……という根拠のない不安です。
もう２度とあんな思いはしたくない……。友人達に会う度「よお、元気か？」のかわりに「大丈夫か？」と聞いていたほどです。

結果的に２年の間、アズマやTA,Coolとの活動は良い方向に向かいました。TVの取材を受けたり、TA,Coolの曲が取り上げられたりするたびに、僕は「いける！」という感触を得ていました。
かみさんからは、ついに別居の話まで出ていましたが、僕にとっては今吹いてきてくれている「追い風」で、やがて、かみさんの心も取り返せると信じていました。

不況で客足が遠のいた店は結局閉店せざるを得ませんでしたが、僕はTA,Coolの仕事の延長線上に「プロ用の録音スタジオ」としての新しい店の位置付けを考えていました。それはけっして不可能ではなく、むしろ着実な方法に思えました。
10代の頃、僕は自分には「運が無い」と思っていました。20代の終わりには親友に自殺されて徹底的に打ちのめされました。しかし今なら……やっと自分にも「運が巡ってきた」と感じていたのです。

ところが、人生はそんなに単純ではありませんでした。パニック発作が頻繁に起きるようになったのです。友人と運営していた草の根BBSのオフでも、アズマとのライブに向かう電車内でも、ステージ上でも……。

そして96年の３月、伊豆まで遠出して知り合いのライブにドラマーとして参加した帰り、僕は今までで一番激しい発作を経験したのです。

そんな頃、今度は夫婦仲に亀裂が入り始めました。親友の死後、かみさんという存在が自分にとっていかに大切か思い知り、今までよりずっと愛し始めていたのに、かみさんの心は冷えていった。本当に分からなくなりました。

たった一人での店の再建も、以前はスタッフや海千山千の同業者に振り回された事に対する悔しさからの意地でした。しかし、それももう気が済んでしまった。

遺作CDを作っても親友は生き返るわけでなし、かみさんの愛も冷めてしまった。おまけに身体はボロボロ……。ただ、それなりに交渉事などはうまくなり、親は「やっと大人になった」と喜んでいましたが……。やがて、バブル崩壊の波が……不況がやってきたのです。

逆境脱出？　しかし、発作は頻度を増し…

店の予定表には、明らかに空欄が増えていきました。そんな頃です。ギタリスト＝アズマと出会ったのは……。彼は僕のドラミングを気に入ってくれ、僕も彼のジミ・ヘンばりのクレイジーなギタースタイルに驚きました。

正直言って30過ぎてから再びバンドを始めるつもりはなかったのですが、彼のエネルギーに魅かれ、何度かセッションを重ねるうちに、ライブに参加する事になりました。やがてアズマは雑誌の取材を受け、それがきっかけでTV局の取材も入るようになりました。

かつて10代から20代の始めまで、親友と必死になって活動していた頃には「夢のまた夢」だったTV局による取材……それは僕にとっては千載一遇のチャンスに思えました。

なにより、僕自身やっぱり「バンド」が好きだったんです。予定の入っていない店で練習する事も多くなりました。自分自身の体力やテクニックの衰えは「ドラム人間科学」でカバーできるとも思いました。もう一度「音楽の表舞台に立つ」という道を真剣に考え始めたのです。

さらに、死んだ親友のライバルだった男＝タイで活躍していた作曲家のTA,Coolが６年ぶりに帰国したのです。彼は日本で作曲の仕事を取るために必要なデモ・テープを作る場所として、店の空き時間を使わせて欲しいと言いました。僕が断わるわけがありません。

パニック発作（2）　（1999 4/18 加筆修正）

僕は、自分を恥じていました。自分が「迷って」いた時期に、親友は、死をも考える状態を独りで戦っていた……その事にまったく気が付けなかっただけでなく、彼がすでに死を覚悟した後に、「失踪しようかと思っている」などと彼のアパートに押しかけて無茶な相談をした事もあったのです。

愚かな自分が許せませんでした。全部をやり直そうと思いました。

スタッフがいないなら一人で店を回せば良い。僕は汚れていた店やカビの生えた機材を全部一人で掃除し、ワープロでパンフレットを作り、ハンコ屋に行ってハンコを作り……。

本当は、店の広さからして、一人でというのは、ほとんど無茶なのですが、何か催し物があるときだけ、かみさんに受付けを頼み、後はすべて一人でやりました。

たった一人で店を回す緊張は激しく、来客を待っていると必ずと言ってよい程パニック発作が起きました。家に帰ってくると椅子に座るのもつらく、かみさんに頼んで食事を布団まで運んでもらい、食べてそのまま寝ました。

この頃から、精神安定剤「デパス」とドリンク剤を常用するようになりました。「デパス」という薬は実はパニック発作に効果があるのですが、その当時はそんな事は知らず、ただただ、緊張しっぱなしの一日を乗り切るために精神安定剤を、そして足りない体力を無理やり補うためにドリンク剤を飲んでいたのです。

そういう生活をしばらく続け、56kgあった体重が49kgにまで減り、痔にもなりました。肩こりが酷く、背中にはたまに激痛が走りました。

それでも努力の甲斐あってか、その後３年間は順調に進みました。しかし親友の遺作CDを完成させた４年目くらいからおかしくなりました。自分でも気が付いていなかったものの、僕の行動は結局のところ、親友に死なれた悔しさを仕事にぶつけていただけだったのです。

だから遺作CDを完成させ、そのCDに思ったような反響が無いと分かったとき、急速にやる気が失せてしまうのを感じました。疲れも酷くたまっていました。

は楽なものではなかったのです。

僕の立場を羨ましいと思う方も多いでしょうが、芸術家肌で神経質である事が「良い事」だと思ってきた僕にとって、図太い神経を持った海千山千の経営者との交渉などは大変なストレスだったのです。
理不尽な要求に沸き上がる怒りを抑えながら、なんとか冷静に話を進めようとしているうちに身体が震えだし、最後には声まで震えだす始末でした。

やがて、スタッフとの意思の疎通もうまくいかなくなり、店の経営は重荷になってきました。結婚生活には満足していたものの、20代も終わりという時期に来て「本当にこれで良かったのだろうか」という疑問も出てきました。
愛する女性との平穏な日々を送るために、このまま我慢し続けて年老いていくだけが自分の人生なのかと、ふと考えてしまう事が増えたのです。

そして、そんな「迷い」のさなか、僕の人生で最大のショックが襲ってきました。高校時代「こいつとなら」と思って一緒に家出までした親友の、突然の自殺です。
その訃報の電話を受けた時、漫画の表現にある「がーんっ！」という音は、本当に鳴るのだと知り、同時に「目の前が真っ白に」というのも、本当なのだと知りました。ついでに言うと、汚い話ですが、電話を切った後、僕は激しく下痢をしました。下痢をしながら、僕はトイレで泣いたのです。まったく情けなかった。

親友との関係や、彼の死については「天才について」で書いていますので、興味のある方は参照して下さい。とにかく僕は滅茶苦茶になりました。自暴自棄になり、反狂乱になりました。元かみさんにも酷い事を言ったようですが、その時期の記憶はとてもあいまいで、ほとんど覚えていません。僕にとっては文字通り「天地がひっくり返る」程のショックでした。

僕はスタッフを全員クビにして、無理やり店を閉めました。１ヵ月……そう、１ヵ月は何も手につかなかった。
しかし、時は止まることがありません。閉めていた店を練習場所に貸してくれと昔のバンド仲間が言ってきたのです。貸しました。やがて、週に２日ほど彼らがスタジオとして使うことになって……。
３ヵ月ほど過ぎた頃、僕は以前とは違う方法で店を再開する事を決めました。

てきたりするのです。わけが分かりません。

むろん周りの人間には、もっとわけが分かりませんから（笑)、「根性が足りない」とか「甘えている」とか、さんざん言われました。


しかし、やがて駅に入ろうとするだけで動悸が起こるようになり、心底電車が嫌いになってしまいました。そんな頃、友人のTOKANOが、埼玉の僕の家まで自転車で遊びに来ました。

彼から都内の裏道を教えてもらい、しばらくの間、3時間かけて東京と埼玉を自転車で行き来していた事があります。その方がずっと楽だったからです。


しかし、思えばこの頃に精神科や神経科の扉を叩いていれば、今のように「こじらせて」しまう事はなかったかも知れません。


さて「変な癖＝発作」は治りませんでしたが、たまに苦労しながら電車に乗りつつ、僕はなんとか過ごしていました。そして23才の時、元かみさんと知り合いました。

彼女は献身的に「リハビリ」に協力してくれました。その頃には、部屋の中でも、道を歩いていても、突然発作が起きるような事もあったのですが、元かみさんのお陰で、ディズニーランドや、クラシックのコンサートにも行く事ができました。


発作にも慣れ、ビニール袋や気を紛らわすための仁丹等は携帯していたものの、横に愛する女性がいるという安心感から、不安はかなり少なくなっていました。

小さい発作はたまにあったものの、行動範囲は拡がり、電車にも再び乗れるようになりました。

(注：パニック発作や予期不安は、信頼できる人が行動を共にしてくれていると、かなり防げる)

ストレスから来る（？）身体の震え、そして精神的外傷（トラウマ）

結局、「バンドでプロになる」夢は挫折しましたが、僕は結婚し、父親が始めた事業を手伝う事になりました。そして紆余曲折はあったものの、数年間は、とりあえず平穏な日々が続きました。

しかし、この頃から「むやみに身体が震える」という症状が出始めました。サラリーマン経験も経営の才能も無い僕が、父親から任された店の管理をする仕事たと思います。


ところが次の日、また同じ吐き気が襲ってきたのです。その次の日も、そのまた次の日も……一週間、電車に乗る度に吐き気は襲ってきました。

さすがに変だと思い、医者（内科）に行ったのですが、様々な検査をしても異常は見つかりません。運動負荷をかけた心電図でも、麻酔が効かずに酷い苦しみを味わった胃カメラでも、どこにも異常は見つかりませんでした。

「自律神経失調でしょう」と医者は言い、胃の薬と軽い精神安定剤を出してくれました。

外出恐怖に至るパターン。その始まり

過敏性大腸症候群というのがあります。朝、駅のトイレが大混雑するのは、潜在的にこの症状を持つ人が多いからでしょう。出勤する電車に乗ると下痢をするというアレです。

脅すわけではありませんが、これを経験している人は、心の病とは無縁ではないと言い切れます。


胃腸は、心の状態に大変敏感です。僕にも、過敏性大腸症候群の「ケ」はありました。しかし、突然激しい吐き気に襲われるというのは無かった。

後から考えたのですが、同じ場所で同じ出来事が繰り返し起きると、人間に限らず動物は、それを「学習」してしまいます。満員電車が平気だった僕は、一週間の学習効果で、いきなり電車が苦手になってしまいました。


精神安定剤を飲んでも胃の薬を飲んでも、電車に乗るたびに不安になります。これを「予期不安」というそうですが、しかしこの時は、まさか「心の病」だとは思っていませんでしたから、自分では「困った癖」だと思っていました。

乗り物酔いもしないような子供だったのに、電車が苦手になってしまったのです。また、人ごみも苦手になりました。電車ほどではないけれども、映画館や地下街の人ごみの中で、胸が苦しくなる事がたびたび起きるようになったからです。


しかし、バンド活動をしていて東京近くに住んでいれば、何かと電車に乗る必要性は出てきますし、人ごみも避けられません。

20才くらいまでは途中下車しながらもなんとか電車に乗っていましたが、「今日は体調が良いから大丈夫だろう」と思っていると、いっそう激しい発作が襲っ

にまでたどり着けていません。

この「外出恐怖」は、「パニック発作（或いは不安発作）」と呼ばれている「心の病」の一つの「症状」が原因になっています。従って、まずはこの「パニック発作」が、いったいどういうものなのか、それがどうして「外出恐怖」に結び付いたのかを書いていきたいと思います。

パニック発作（1）　（1999 4/18 加筆修正）

思い起こせば、僕は小学生の時に最初のパニック発作を経験しているのですが、今回は直接「心の病」に結び付いた「パニック発作」が、どのようにして起き、それが、どのように僕を追いつめていき、発病（というより、自分が「病気」と認識した）に至ったかまでを書きます。

僕は中学から電車通学をしていました。ある意味、満員電車には慣れっこだったわけです。実際、中学の頃は「満員電車で快適に過ごす法」を会得していて、どんなに混んだ電車でも平気でした。ところが、その僕が電車に乗れなくなった。……そのきっかけが「パニック発作」でした。

一週間続いた奇妙な「吐き気」

それは専門学校に通っていた18才の時でした。いつものように朝の電車に乗り込み、超満員の混雑の中、人の流れに身を任せ、僕はボーっと立っていました。ところが、電車が駅を離れてすぐ、突然気分が悪くなったのです。
別に二日酔いをしたわけでもなく、理由が分かりませんでした。超満員で身動きも取れないような車中で、しかし吐き気は増大していき、心臓の鼓動も激しくなり、血の気は引いて、今にも吐きそうな気がします。

とにかく次の駅までは我慢しないと……激しい動悸と吐き気に脂汗を流しながら耐え、次の駅までがとても長く感じました。しかしやっと駅に着いて電車から飛び降りてトイレまでたどり着いた頃には、なぜか吐き気は退いてしまっていました。
「体調が悪かったのかな？」と思いつつ、その日は少々遅刻して学校に向かっ

「脳のバグ」と呼んでいるのですが……。

それから、あらかじめお断りして置きますが、今現在（'98 5/19)、僕はまだ精神科，神経科等に通院していません。通院することは、今年の僕にとっての目標であったりします。では、どうしているのか？　という疑問を持たれた方は当然多いと思います。その事についてキチンと書いておくべきでしょうから、書きます。

僕の両親は医師免許を持っています。医師免許を持つ人間は、患者を診療し、治療行為を行う事や、薬の処方をする事が出来ます。意外かも知れませんが、精神科領域で使われる薬は、通常の内科系でも使用されるものが多いのです。従って、僕は医師である親に薬を処方してもらい、それを飲むことが出来ます。現在は、それらの薬を飲みながら「自宅療養中」の身という事になります。

しかし、親は「精神科医」ではありませんから、僕にはやはり通院したりカウンセリングを受ける必要があるわけです（親戚には精神科医もいるのですが、精神科医は基本的に「家族や親類」の診察は避けるそうです)。まだ、正式な病名ももらっていないわけですし、心の問題には自分一人では解決出来ない部分もあります。

その「精神科、神経科への通院」に関しては、恐らく今年の秋以降になると思います。その部分は「現在（未来？）進行系」で書くつもりでいます。

「ちょっと待て。そこまで分かっていて、なぜ今すぐ通院しないんだ？」　……当然の疑問ですね（笑)。この文章を読んでいる限り、通院できない風には見えないかもしれません。実際、「認知療法」という独習できる方法によって、僕の精神状態自体は改善されて来ていますし、状態が悪い時に比べれば、かなりまともな文章が書けるようになったと自分でも思います。

それなのに僕が通院できないのは、「外出恐怖」という状態が、なかなか改善しないからです。自分なりにリハビリはしていますが、今現在はごく近所に買い物に行くのが精一杯なのです。電話恐怖は無くなりましたし、今なら道は渡れます（笑)。当初は店の中にも入れなかったコンビニでの買い物も、さほど辛くはなくなりました。しかし、家から離れる不安感だけは、なかなか無くならないのです。また、僕には外出恐怖以上に、強い乗り物恐怖があるのですが、現在は駅

「脳にもバグが発生する」
(僕自身の「心の病」体験記)

ー前書きー

たぶん、このサイトの中でも、この文章はかなりな長文になっていくと思います。現在進行形で書いていく部分もありますし、病気だと認識する以前の自分についても書く必要を感じているからです。

あくまで僕個人の場合ですが、僕が「心の病」にかかったのには、かなり小さい頃からの環境や生活習慣が関係していると思います。とはいえ、心の病には、器質的なもの(“気質”ではない。ある意味、身体の病気とも言える)もあり、僕のように「本人の責任が大きい」ものばかりではない事を、どうかご理解下さい。

また、自分自身の責任が大きいとはいえ、僕が体験した「心の病(その症状)の苦しさ」には、かなりなものがありました。身体の病気には、もちろん大変な苦痛を伴うものがありますが、「目に見えない」心の病の苦しさも相当なものです。例えば僕の場合「どうしても道を渡れない」という状態に陥りましたが、常識的に考えれば、これは理解不能だと思います。

しかし「心の病」の症状には、そのようなものが多々あります。「道が渡れない」「電話が怖くて受話器が取れない。こちらからもかけられない」「突然不安に襲われて、そこから脱出できない」……等々。僕が実際に体験したものに限り、自分なりには分析出来ましたので、それをここに書いていきます。それを僕はホームページ「ピーターのイイわけ」
http://homepage2.nifty.com/pshome/peter/index.html
「心も骨折する」より

脳にもバグが発生する　（ピーター）

Peter very special thanks to:

AZUMA, A-Baba, F-Matsui, Hijiri, MB, Moonlight Ruciel, Occhan, TOKANO, Yochan, Shang-Shang, Sho Ohata, Syotaro & TA,Cool, Takeshi Onose,

Hozaki, Nakaya, Osamu, Pnawa, Mission, Shioji, Seiji Ishida, Ishikawa Family, Ma & Pa and Ryouko.

うさきからのSpecial Thanks

芝居の先輩方、仲間たち、特に

Mきさん　Kっこさん　Hりさん　Kらさん　Oとさん　Kぎさん

Kンさん　H先生　Hみちゃん　Yか&Mぃ　Sいさん

M病院の先生　けなし&ギン　ちちはいもうと

FMHと、この本に登場してくれたFMHの会員の皆さん

URL:

神経症と付き合う方法（てつのしん）
http://homepage2.nifty.com/tetunosin/

なごやメンタルクリニック
http://www.gld.mmtr.or.jp/~nmc/

Peter's Home
http://homepage2.nifty.com/pshome/

うさきたらの極私的逆襲
http://homepage1.nifty.com/tara_u/

迷宮から出発《たびだち》へ　回復への交換メール
二〇〇一年一〇月一九日第一刷発行
著者　ピーター　うさき　
発行者　竹井正和　発行所　株式会社リトル・モア
〒一〇七—〇〇六二
東京都港区南青山三—三—二四
電話〇三—三四〇一—一〇四二　ファックス〇三—三四〇一—一〇五二
印刷・製本　株式会社シナノ
Printed in Japan　ISBN4-89815-060-8 C0095